Suzan Grinfild
VODIČ KROZ
LJUDSKI MOZAI

I0035683

BIBLIOTEKA
XXI vek
Knjiga 5

Urednik
SIMON SIMONOVIĆ

SUZAN GRINFILD

VODIČ KROZ LJUDSKI MOZAK

S engleskog prevela
IVANA GAĐANSKI

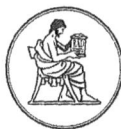

RAD

Izvornik

Susan Greenfield
THE HUMAN BRAIN
A Guided Tour
1997
Seventh impression 2000

VODIČ KROZ
LJUDSKI MOZAK

Za Doris i Rega Grinfild

SADRŽAJ

ZAHVALNICE

Želela bih da se zahvalim sledećim kolegama sa Univerziteta u Oksfordu, na korisnim primedbama na rukopis: dr O.Polsenu (Katedra za Farmakologiju), dr Dž. Tejlor (Katedra za humanu anatomiju), profesoru Dž. Stajn (Katedra za Fiziologiju) i profesoru A.D. Smitu (Katedra za Farmakologiju). Takođe, neizmerno sam zahvalna i mojim urednicima u izdavačkoj kući HarperKolins, Suzani Rabiner i Patriciji Boci, a najviše od svih, mom suprugu, Piteru, za njegovu neprekidnu podršku.

PREDGOVOR

Mnoge ljude zanima mozak. Ipak, oni nemaju nikakvo neposredno sredstvo za otkrivanje čak ni najosnovnijih i dobro utvrđenih činjenica. Trenutno su dostupne samo tehničke knjige, prilagođene, pre svega, studentima biomedicinskih nauka sa neophodnim prethodnim znanjem: prosečna osoba bi bila, a to se i dešava, odmah obeshrabrena mnoštvom specijalističkih termina. U isto vreme, mozak predstavlja stalnu fascinaciju praktično za svakoga, budući da obuhvata širok opseg pitanja, od kojih je bar jedno nekad lično zainteresovalo svakog od nas: na primer, sazrevanje deteta, upotreba i zloupotreba lekova, moždani udari, šizofrenija, skeniranje mozga ili fizička osnova svesnosti.

Napisala sam ovu knjigu da bih, ne samo onima koji nisu biolozi, već i onima koji uopšte nisu studenti, predstavila to što se nalazi u njihovoj lobanji. Cilj mi je da pokažem ljudima šta se već zna o mozgu i razumu i na koja se pitanja trenutno može stručno odgovoriti. Iako sam dugo razmišljala o takvoj knjizi, dva događaja su me konačno pokrenula na akciju. Godine 1994. su me zamolili da održim Božićno predavanje Kraljevske Institucije za tu godinu. Ova predavanja, o vrlo različitim naučnim temama, privlače mladu publiku još od 1826. godine, a poslednjih tridesetak godina se emituju i na BBC (British Broadcasting Corporation) televiziji. Ovi programi su utvrđen deo britanskog života i to ne samo zato što su toliko različiti od uobičajenih predavanja: još od vremena prvog govornika, pokretača cele ideje, Majkla Faradeja, akcenat je bio na demonstracijama uživo, koje podrazumevaju i učešće publike i radne modele, antičke stubove i sve vrste egzotičnih životinja.

Pet poglavlja ove knjige su u vrlo velikoj meri inspirisana svakim od pet predavanja. Ipak, iako sam se trudila da uključim nešto od duha, a takođe i materijala, sa tih Božićnih predavanja, ima nekih ključnih razlika. Dok su predavanja bila namenjena pre svega tinejdžerskoj publici, knjigu sam usmerila prvenstveno ka odraslim čitaocima. Takođe, efekat živog orla i sove, ili zabava koju izaziva takmičenje u brzini reakcije ne može se potpuno preneti na štampane stranice. Zbog toga sam ovde stavila manji naglasak na davanje velikog primera za različite fenomene i principe, a pažnju sam preusmerila na više „filosofske" implikacije proučavanja mozga. Ukratko, uzela sam tu slobodu da se, na neki način, bavim razmatranjima o tome kako je „um" mogao da se razvije od mozga. Nije predviđeno da se ove ideje uzimaju kao čvrste činjenice, već više kao podstrek za čitaoce da počnu samostalno da razmišljaju i aktivno postavljaju pitanja.

Ovakav pristup je dalje potkrepljen kada mi se ponovo pružila prilika da govorim o mozgu pred širokom publikom. Godine 1995. sam izabrana u zvanje profesora na Katedri za fiziku koledža Grešam, u Londonu. U skladu sa testamentom elizabetanskog finansijera Tomasa Grešama, osam profesora, od kojih svako predstavlja po jednu oblast onoga što se označava kao „novo učenje", bilo je u obavezi da drži besplatna javna predavanja u Londonu. Tako sam i ja, tokom poslednje dve godine, držala uvodna predavanja o mozgu, na način koji je, nadam se, razumljiv svakome ko uđe kroz vrata, čak i ako dođe na predavanje prvi put. Ovako sam imala odličnu priliku da posmatram iz prve ruke kakva pitanja ljudi postavljaju i da primetim koje ih određene teme zanimaju. Ova iskustva su mi u velikoj meri pomogla da izaberem koju materiju, i na koji način, da prikažem.

U prvom poglavlju ispitivaćemo mozak samo golim okom i proučavati ulogu različitih regiona mozga. Da li svaki region ima i posebnu funkciju? U drugom poglavlju, problemi lokalizacije moždanih funkcija se razmatraju preko određenih poznatih funkcija, kao što su kretanje i viđenje. Pokušaćemo da utvrdimo gde su ovi procesi smešteni u mozgu. U trećem poglavlju, preusmerićemo pažnju sa vidljivih regiona mozga na mozak pod mikroskopom. Videćemo kako osnovni gradivni blokovi mozga – moždane ćelije – međusobno komuniciraju i kako se ta komunikacija može modifikovati lekovima. U četvrtom poglavlju pratimo kako mozak nastaje od jedne oplođene jajne ćelije. Posmatraćemo sudbinu mozga tokom celog života, videćemo kako prolazi kroz neprekidne promene, kao posledice iskustva, čime se stvara suština svake posebne individue. U petom poglavlju, pratimo dalje ovu ideju individualnosti, postavljajući pitanja o tome šta je memorija, kako funkcioniše i gde se dešava u mozgu. Upravo preko memorije, pamćenja, moći ćemo konačno da bacimo pogled na fizičku osnovu uma (*mind*).

Mozak i dalje ostaje mučna misterija: nama koji ga proučavamo veći deo svog života često izgleda da što više učimo, to je više novih stvari za učenje. To pomalo liči na hidru, čudovište iz grčke mitologije: kad jednu glavu odsečete, pojavi se sedam novih na njenom mestu. Ova knjiga ne nudi nikakve magične metke da se ispale u tajne individualnosti ili svesnosti, niti obećava lake odgovore. Nadam se, međutim, da će podstaći radoznalost i poštovanje za najuzbudljiviji entitet u celom univerzumu.

POGLAVLJE 1

MOZAK U MOZGU

Kako mozak funkcioniše? Šta to mozak, u stvari, radi? Ova pitanja su opčinjavala i izazivala nebrojena ljudska bića tokom mnogih vekova. Međutim, sada najzad imamo stručnost da se bavimo nečim što se opravdano može smatrati konačnom granicom ljudskog razumevanja. Takođe imamo i motivaciju.

Ljudi žive duže, ali nije sigurno i da žive bolje. Razarajuće bolesti starosti, koje napadaju mozak, kao što su Parkinsonova i Alchajmerova bolest, postaju sve rasprostranjenije. Takođe, pritisci modernog života su doveli do ogromnog povećanja psihijatrijskih oboljenja, kao što su depresija i anksioznost. Šta više, povećava se i zavisnost od lekova koji menjaju raspoloženje. Prema tome, suočeni smo sa hitnom potrebom da shvatimo mozak što više možemo. 17. jula 1990. godine, tadašnji predsednik Sjedinjenih američkih država, Džordž Buš, proglasio je da se mora učiniti svaki napor da bi se „povećala javna svest o korisnim efektima koje pruža naučno istraživanje mozga". Trenutno se nalazimo na sredini tzv. „Dekade mozga". Opšti interes za mozak je postao zvaničan.

Odvojen od ostatka tela u svom sopstvenom pakovanju, pravljenom po meri, od kostiju lobanje, mozak je po sastavu sličan barenom jajetu i nema nikakve unutrašnje pokretne delove. To znači, da, očigledno, nije predviđen da trpi bilo kakvo fizičko opterećenje ili da učestvuje u nekim mehaničkim akcijama širokih razmera. Grci su zaključili da je ova meka i tajnovita supstanca savršeno sedište za dušu. Najvažnije je bilo da je duša besmrtna: nije bilo nikakve veze sa razmišljanjem. Zapravo, sve sposobnosti koje mi danas pripisujemo mozgu, Grci su lokalizovali u srce ili pluća (nikad nije bilo potpune saglasnosti o preciznoj lokaciji). Besmrtna „duša" je, naravno, bila tako sveta i neuhvatljiva, da je nemo, udaljeno, sivo stanište koje joj je pružao mozak, davalo ozbiljan fokus, sa skoro mističnim osobinama: Grci su nametnuli stroge tabue protiv konsumiranja mozga bilo koje životinje. Duša je, u ovom slučaju bila sasvim eksplicitno odvojen entitet od „svesti" i „razuma" i svih ostalih zanimljivih osobina koje mi danas povezujemo sa svojom individualnošću i ličnošću.

Takvo uvijeno tumačenje, u kom normalne mentalne aktivnosti nisu uopšte bile povezivane s mozgom, promenilo se posle velikog otkrića koje je načinio Alkmeon iz Krotona. Alkmeon je pokazao da postoje stvarne veze koje vode od očiju do mozga. Tvrdio je da, prema tome, ta oblast mora biti sedište misli. Ovu revolucionarna ideja se povezala s opažanjima dvojice egipatskih anatoma, Herofila i Erasistrata, koji su uspeli da ustanove nerve – očito u to vreme, nisu tako identifikovani – koji od drugih delova tela vode do mozga. Ali, ako je mozak centar mišljenja, šta je sa dušom?

Grčki lekar Galen (129–199 n. e.) ukazao je na deo mozga koji je najmanje čvrst, u najvećoj meri eteričan i koji se može jasno razlikovati od drugih delova golim okom. Duboko u mozgu je lavirint međusobno povezanih šupljina, formiranih tokom razvića u materici, koji sadrži bezbojnu tečnost. Ovaj, naizgled nematerijalan fluid obliva celu spoljašnju površinu mozga i kičmene moždine i naziva se cerebrospinalni fluid (CSF). Često se koristi kod dijagnoze različitih neuroloških problema, tako što se tzv. lumbalnom punkcijom uzima uzorak iz donjeg dela kičmene moždine. U normalnim uslovima se, međutim, CSF reapsorbuje u krv, a svež fluid se neprestano proizvodi (kod čoveka brzinom od oko 0,2 ml u minutu) i tako neprekidno cirkuliše.

Lako je zamisliti kako je ova misteriozna uskovitlana supstanca, u suprotnosti sa sporom pihtijastom masom mozga, mogla da bude dobar kandidat za supstancu duše. Sada znamo da se CSF sastoji samo od raznih soli, šećera i nekih proteina. Daleko od toga da bude sedište duše, čak je s nipodaštavanjem nazivan „moždani urin". Niko, čak ni oni koji veruju u besmrtnu dušu, ne očekuje sada da je pronađe u mozgu. Smrtni mozak, koji svako smatra očigledno odgovornim za sve naše misli i osećanja, sam po sebi je najizazovnija od svih zagonetki.

U ovoj knjizi ćemo videti koliko daleko možemo da napredujemo u odgovoru na pitanje: kako mozak radi? Ali, ovo pitanje je suviše globalno i neodređeno da bi imalo ikakav značaj za stvarne eksperimente ili zapažanja. Umesto toga mi treba da se pozabavimo specifičnijim potpitanjima koja takođe doprinose konačnom razumevanju ove tajanstvene mase tkiva u kojoj je na neki način zaključana suština naše ličnosti.

Prva tema koju ćemo istraživati u ovom poglavlju jeste fizički izgled mozga. Zamislite da gledate u mozak koji držite u svojim rukama: to bi bio beličasti, naborani objekat težine nešto više od 1 kilograma, u proseku oko 1,3 kg. (Vidi sliku 1) Prva osobina koju biste primetili je da se taj predmet čudnog izgleda, dovoljno mali da stane na dlan skupljen u vidu čaše, sastoji od posebnih regiona određenog oblika i sastava, koji se savijaju jedan oko drugog i blokiraju se po nekoj glavnoj shemi koju tek sada počinjemo da raspoznajemo.

Mozak ima sastav presnog jajeta i uvek isti opšti osnovni izgled. Tu su dve jasno izdvojene polovine, koje se nazivaju hemisfere, koje izgledaju kao da okružuju svojevrstan debeli stubić (to jest produženu moždinu). Ta produžena moždina se pri dnu sužava u kičmenu moždinu. Na potiljku je izbočina u obliku karfiola, „mali mozak" (*cerebellum*), koji oprezno izviruje iza „velikog mozga" (*cerebrum*).

Ako biste pogledali cerebelum, kičmenu moždinu i površinu tih hemisfera, videli biste da im je svima površina drugačije teksture, i da se neznatno razlikuju po boji čiji spektar varira od beličaste preko ružičaste do smeđe boje. Dalje, ako biste prevrnuli mozak i pogledali donju stranu, bilo bi lako videti još različitih regiona koji ponovo variraju po boji, teksturi i obliku. Za većinu njih važi da je svaki region dupliran sa svake strane mozga, tako da biste mogli da povučete liniju kroz sredinu kao osu, oko koje bi mozak bio simetričan.

Različiti regioni mozga su nagomilani oko produžene moždine koja liči na stubić, a neurofiziolozi ih označavaju po uređenoj anatomskoj shemi. O ovim moždanim regio-

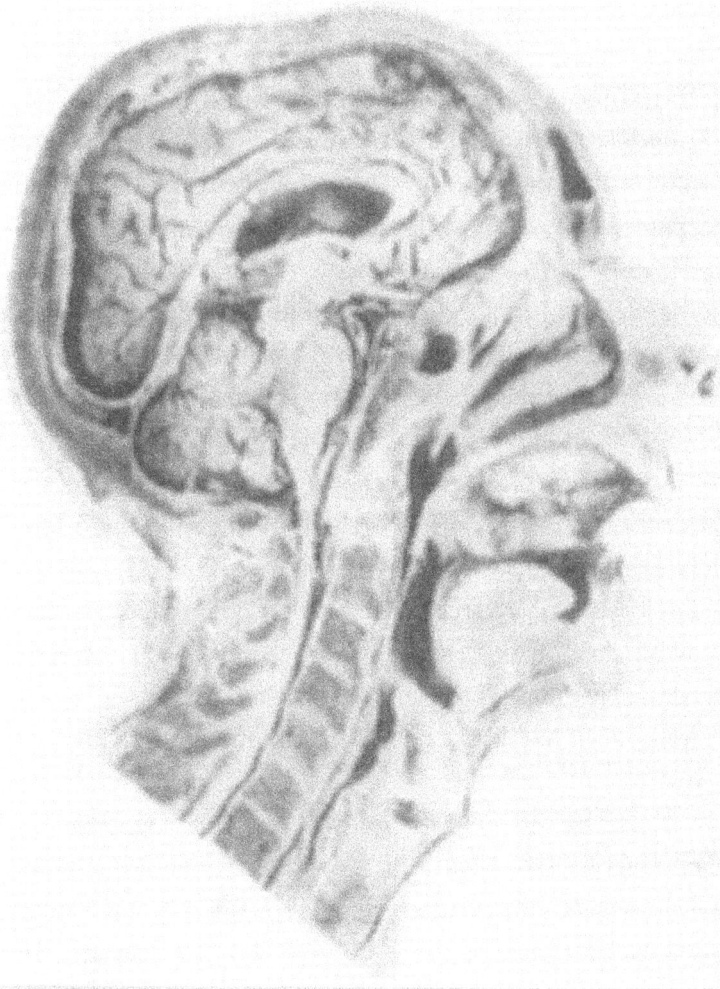

SLIKA 1: poprečni presek ljudskog mozga unutar glave. Obratite paž-nju na to da se mozak sastoji od različitih krupnih regiona lako prepo-znatljivih golim okom i na to kako se mozak bez prekida nastavlja na kičmenu moždinu čineći tako jednu celinu. (iz Atlasa u boji Mozga i Kičmene moždine, M.A. Ingland i Dž. Vejkli, Izdavačka kuća Volf, 1991).

nima se može misliti i kao o državama razdvojenim grani-cama. Često su ove granice vrlo očigledne: jedan region mo-že biti komora (*ventricle*) ispunjena fluidom, gde se, kako smo videli, ranije mislilo da obitava duša, ali neki drugi bi mogao biti samo malo promenjene teksture ili boje. Prema priznatoj shemi, svaki region ima različito ime, ali takve ozna-ke ćemo koristiti samo po potrebi (na primer cerebelum ili kičmena moždina). Detaljno dokumentovanje anatomije mozga nam je manje važno od naše osnovne brige da otkri-jemo kako određeni regioni doprinose uspešnom preživlja-vanju u spoljašnjem svetu, a kako svesti o tom unutrašnjem svetu, gde je mesto nečijih najprivatnijih misli i osećanja. Ova pitanja su mučila ljude još mnogo ranije nego što je Dekada mozga i počela.

Neki su, kao Marčelo Malpigi u sedamnaestom veku, smatrali da mozak funkcioniše homogeno, kao ogromna žlezda. U Malpigijevoj viziji nervni sistem je bio kao preo-krenuto drvo. Stablo je bilo u kičmenoj moždini, sa korenjem u mozgu i granama u nervima koji se pružaju svuda kroz telo. Nešto kasnije, u prvoj polovini osamnaestog veka, Žan--Pjer-Mari Flurans (Flourens) je takođe zaključio da je mo-zak homogen, kao rezultat njegovih prilično jezivih ekspe-rimenata. Flurans je koristio vrlo jednostavan pristup: uklanjao je različite delove mozga i posmatrao koje će funk-cije ostati sačuvane. Eksperimentisao je na različitim labo-ratorijskim životinjama, uklanjajući im metodično sve više i više delova mozga i posmatrajući efekat. Ustanovio je da sve funkcije progresivno slabe, umesto da određene funkcije postaju specifično oštećene. Sa neoborivom logikom, Flurans je zaključio da pojedinačne funkcije ne mogu biti lokalizovane kao takve u određenim delovima mozga.

Ovaj scenario uniformnog mozga bez specijalizovanih delova je inspirisao koncept masovne akcije. To je ideja koja i danas postoji, mada u manje ekstremnoj formi, i kojom se objašnjava nešto što na prvi pogled izgleda kao čudo, ali se ipak prilično često dešava: kada se unište delovi mozga, na primer u moždanom udaru, tada, posle nekog vremena, izgleda kao da ostali neoštećeni delovi preuzimaju, tako da se bar jedan deo originalne funkcije ponovo uspostavlja.

Potpuna suprotnost ovoj ideji je gledište po kom se mozak može podeliti u strogo odvojene odeljke, a svaki ima vrlo specifičnu funkciju. Najslavniji zagovornik ovog stava bio je Franc Gal (Gall), lekar, rođen u Beču 1758. godine. Gal je bio vrlo zainteresovan za ljudski um, ali je smatrao da je on suviše osetljiv da se ispituje hirurški. Imajući u vidu tehnike u to doba, verovatno je bio u pravu. Umesto toga, Gal se prihvatio drugog, na izgled delikatnijeg, načina proučavanja mozga. Razvio je teoriju da, ako proučava lobanje preminulih ljudi, i zatim vidi kako se uklapaju sa navodnim karakterima tih ljudi, da bi onda možda mogao da identifikuje fizičku crtu koja bi odgovarala izvesnim aspektima karaktera. Aspekti mozga koje je Gal izabrao da uporedi bili su najlakše uočljive karakteristike: ispupčenja na površini lobanje.

Gal je zaključio da postoji dvadesetsedam različitih karakternih crta. Ispostavilo se da su ovi tobožnji gradivni blokovi ličnosti zapravo bile vrlo prefinjene karakteristike ljudskog uma: reproduktivni instinkt, ljubav prema svome potomstvu, osećaj pripadnosti i prijateljstvo, instinkt za samodbranu i zaštitu svojine, instinkt za surovost, promućurnost, posesivno ponašanje i sklonost krađi, ponositost i želja za autoritetom, taština, razboritost i promišljenost, pamćenje stvari i činjenica, smisao za prostorne odnose, pamćenje ljudi, smisao za reči, govorne sposobnosti, smisao za boje, smisao za zvučno, smisao za brojčane odnose, smisao za mehaniku, mudrost upoređivanja, dubina misli i metafizički duh, smisao za humor i sarkazam, pesnički talenat, dobrota, sposobnost za podražavanje, Bog i religija, uravnoteženost.

Koristeći ove različite karakteristike – koje su kasnije proširene na tridesetdve, uključujući npr. banalnost – napravljena je mapa površine glave, na kojoj su funkcije lokalizovane u manjem ili većem stepenu, već prema tome koliko su velike ili male bile kvrge kod svakog pojedinca. Nije čak ni postavljano zametno i još uvek bez odgovora pitanje, o tome kako specifično mentalno stanje uopšte može biti povezano sa fizičkom infrastrukturom, a kamoli sa nečim tako udaljenim od moždanog tkiva kao što su izbočine na lobanji.

Aparat, koji je Gal koristio za svoje analize, bio je neka vrsta papirnog šešira. Kada bi se stavio na glavu, kvrge na površini lobanje bi izgurale pokretne čiode tako da probuše papir. Određena matrica tih perforacija papira predstavljala je tako donekle nesavršenu sliku karaktera pojedinca. Jedan od Galovih kolega Johan Kaspar Špurchajm (Spurzheim), skovao je grčki termin *frenologija*[1], „proučavanje uma“, da opiše ovu proceduru i filosofiju koja stoji iza toga. To je ponudilo nov način posmatranja mozga, koji je, zasnivajući se na objektivnim merenjima, imao sav sjaj prave nauke, i kao

---

[1] Od grč. φρήν – um, λόγος – nauka (prim. prev.)

takav je brzo osvojio duh tog vremena. Frenologija je postala popularna, jer je izgledalo da ljudima pruža i „naučniji" pristup, kao i novu osnovu za moralnost, nešto što se može meriti i ne zahteva teške i apstraktne ideje, kao što je duša. Viđena kao svetovni, objektivni sistem, lišena bilo kakve potrebe za slepom verom, frenologija je divno obezbedila sve veći broj ljudi koji su, u to vreme, bili nezadovoljni crkvom.

Druga prednost je, naravno, bilo to što je frenologija predstavljala nov način za zgrtanje mnogo novca: naveliko su počeli da se množe frenološki pamfleti, knjige i modeli. Frenologija je zaista postala integralni deo života mnogih ljudi. Kao što danas različiti predmeti, od šolja za kafu do nakita, nose znake zodijaka, tako su, u prošlom veku, štapovi za šetnju na primer, imali malu, personalizovanu frenološku bistu na dršci. Ali, jednom je i ovaj fascinirajući, bezbolni i unosni poduhvat morao da padne u nevolje.

Godine 1861. u Francuskoj je neuroanatom i antropolog Pol Broka ispitivao čoveka koji nije mogao da govori. Taj čovek je mogao da kaže samo „tan": nije mogao da izgovori nijednu drugu reč, pa su ga i zvali „Tan", iako mu je pravo ime bilo Lebornj (Leborgne). Tan je stekao svoje mesto u istoriji, jer je šest dana posle ispitivanja imao tu nesreću da umre, i tako omogući Broki da ispita njegov mozak. Ispostavilo se da je oštećeni deo mozga potpuno drugačiji od onog predviđenog po frenologiji. Na nekim frenološkim bistama, centar za jezik je lokalizovan u donjem delu leve očne šupljine, dok je u Tanovom mozgu, oštećena oblast u malom regionu na prednjem delu leve strane mozga. Tako je ovaj deo mozga postao poznat kao *Brokina zona*.

Budući da se nije poklopila sa nedvosmislenim kliničkim opažanjima kao što je ovo, frenologija je počela da gubi privlačnost. Problem je postao još složeniji kad je, nekoliko godina kasnije, jedan drugi lekar, Austijanac Karl Vernike (Carl Wernicke), otkrio drugačiji tip poremećaja govora. Kod pacijenata koje je Vernike proučavao, oštećenje je bilo u potpuno različitom delu mozga. U ovom slučaju, pacijent je, za razliku od Tana, mogao da savršeno izgovara reči. Jedini problem kod tzv. *Vernikeove afazije* je taj da je govor često potpuno nerazumljiv. Reči se gomilaju u nekoherentan niz, a često se izmišljaju i nove reči bez ikakvog jasnog značenja.

Otkriće još jedne oblasti mozga, koja je jasno asocirana sa govorom, ali povezana sa drugim aspektom govora, pokazuje da problem frenologije čak nije bilo to što je pogrešno lokalizovala centar za govor: Vernikeove opservacije su pokrenule još dalekosežnije pitanje o tome da, bez obzira na lokaciju, čak ni sam koncept jedinstvenog centra za govor nije važeći. Kvrge na lobanji očigledno ne predstavljaju različite moždane funkcije. Bez obzira na apsurdnost merenja izbočina na lobanji kao indeksa funkcija mozga, ipak i dalje postoji problem kako da se dosledno ponašanje, veština, osećaj ili misao prevede u fizički događaj negde u mozgu, i obrnuto. Frenolozi su smatrali da je moguće mapirati samo jednim malim regionom, jednostavnim jedan-na-jedan metodom, kompletan gotov proizvod – na primer, tako kompleksnu funkciju kao što je jezik. U retrospektivi, lako je uočiti da nisu bili u pravu, iako ideja o centrima za pamćenje, emocije i tako dalje još uvek opstaje u folklornom viđenju mozga. Ali, ukoliko delovi mozga prosto pasivno i direktno ne odgovaraju delovima spoljašnjeg sveta ili delovima repertoara našeg ponašanja i svesti, kakav se, onda, alternativni scenario može predočiti?

Britanski neurolog, Džon Hjulings-Džekson (Hughlings Jackson) (1835–1911) je smatrao da je mozak organizovan po hijerarhiji. Najjednostavnije pobude su pod kontrolom viših ograničavajućih funkcija koje se postepeno usložnjavaju, i stoga su najrazvijenije kod čoveka. Ova ideja je imala implikacije na neurologiju, psihijatriju i čak i sociologiju. Abnormalni pokreti, kao posledica oštećenja mozga, mogli su se tako interpretirati, kao oslobađanje nižih funkcija, nevoljnih pokreta, od viših uticaja koji ih ograničavaju u normalnim uslovima. Na sličan način je Sigmund Frojd mogao da govori o strasnim porivima „id", koje je kontrolisano od strane svesti tj. „ego", koju dalje kontroliše savest tj. „superego". Konačno, čak i u političkoj areni, daleko od pojedinačnog mozga, anarhično ponašanje razularene rulje može se tumačiti gubitkom uticaja te „više" kontrolne sile.

Iako je Hjulings-Džeksonova ideja privlačna po tome što pruža interesantan zajednički okvir za neurologiju, psihijatriju i čak i za ponašanje gomile, ipak i ovde vreba pogrešna pretpostavka kakvu su imali frenolozi. Koncept hijerarhije podrazumeva da nešto mora biti na vrhu, mora postojati neki vrhunski kontrolor. Međutim, ideja o pojedinačnom izvršnom centru za pamćenje ili kretanje podseća na izbočine na frenološkoj bisti. Uz to, ideja vrhunskog superega, iako razumljiva po psihijatrijskim ili moralnim merilima, ipak nema fizički duplikat. Ne postoji neki mini-super mozak u okviru mozga koji upravlja svim operacijama.

Još jedan pokušaj postavljanja sheme kojom bi se međusobno povezali veći moždani regioni učinio je Pol Meklin (Maclean) 40-ih i 50-ih godina 20. veka. Opet je i Meklin shvatao mozak kao neku vrstu hijerarhije, ali, ovog puta, kao hijerarhiju sastavljenu od tri niza: u najvećoj meri „primitivni reptilski“, napredniji „stari sisarski“ i najprofinjeniji „novi sisarski“. Reptilski mozak, koji bi odgovarao produženoj moždini (centralnom stubiću koji se uzdiže iz kičmene moždine), bio bi odgovoran za instinktivno ponašanje. Nasuprot tome, stari sisarski mozak bi činila serija međusobno povezanih struktura na nivou srednjeg mozga, pod nazivom limbički sistem koji kontroliše emocionalno ponašanje, naročito agresivnost i seks. Konačno, novi sisarski mozak bi bio oblast za procese racionalnog mišljenja, smešten u spoljašnjem sloju mozga. Taj spoljašnji region se zove *cortex*, naziv izveden od latinske reči za „koru“, jer pokriva spoljašnju površinu mozga kao kora na stablu.

Maklin je svoj koncept nazivao *trojedni mozak* (triune brain) i tvrdio da se mnogi sukobi javljaju u ljudskom ponašanju kao posledica loše koordinacije između ova tri niza. Iako bi nam ova teorija mogla pomoći da razumemo bukvalno beslovesno i uniformno ponašanje masa na političkim skupovima, ipak vrlo malo rasvetljava centralnu temu ovog poglavlja: kako su funkcije koje se obavljaju u spoljašnjem svetu, zapravo lokalizovane u mozgu.

I pored svega, poređenje mozga različitih vrsta, kao što su gmizavci, ne-humanoidni sisari i ljudi može dati neke smernice u rešavanju zagonetke. Kod mozgova različitih životinja najočiglednija njihova osobina je različita veličina. Jednostavnom dedukcijom se onda zaključuje da je veličina mozga nadasve važna, što je veći mozak, to je životinja inteligentnija.

Mozak slona je pet puta veći od mozga čoveka: težak je oko 8 kilograma, ali da li bismo rekli da je slon pet puta inteligentniji od neke osobe? Verovatno ne bismo; neki ljudi tvrde da, budući da su slonovi mnogo veći od ljudi, možda i nije veličina ta koja je sama po sebi bitna, već je važno koji procenat ukupne telesne težine čini mozak. Mozak slona je samo 0,2 procenta telesne težine slona, u poređenju sa ljudskim mozgom, koji čini 2,33 procenta telesne težine.

Ali priča se ne završava sa procentom telesne težine: mozak rovčice čini oko 3,33 procenta telesne težine, a ipak niko ne bi tvrdio da je rovčica nešto posebno pametna – zapravo, rovčica se uopšte nije proslavila tim šta misli. Možda je najpoznatija činjenica o ovom malom stvorenju to šta jede; naime, rovčica svakodnevno pojede onoliko insekata koliko je i sama teška. Prema tome, pored veličine i odnosa prema telesnoj težini, moraju postojati još neke kritične činjenice o mozgu.

Dosada smo u obzir uzimali samo apsolutnu veličinu mozga, tretirajući mozak kao jedinstvenu homogenu masu, ali, setimo se da je kritična i osnovna osobina mozga to što je sastavljen od različitih regiona. Ako istražujemo značaj različitih regiona mozga, moglo bi biti veoma korisno da se još jednom okrenemo evoluciji i vidimo kako izgledaju pojedinačni regioni ljudskog mozga u poređenju sa regionima kod drugih životinja.

Kod vrsta koje su tako različite kao gmizavci, na primer krokodil i ptice, recimo petao, ipak počinje da se javlja osnovni i postojani format mozga. Neki regioni se skoro nisu menjali tokom vremena: na primer, stubić koji strči iz kičmene moždine, produžena moždina u većini slučajeva je prepoznatljivo obeležje. Međutim, postoje i varijacije na temu: na primer, kod petla, cerebelum, „mali mozak“, čini oko polovinu ukupne mase mozga. Nasuprot tome, kod nekih riba cerebelum može dostići i 90 procenata ukupne mase mozga. Cerebelum mora imati funkciju koja je zajednička za ponašanje širokog opsega životinja, uključujući i ljude, a ipak je naročito dominantan kod živine, a čak i je važniji kod riba.

Za bića kao što su ljudi, sa profinjenijim načinom života, cerebelum čini mnogo manju frakciju ukupnog mozga. Izgleda logično da se pretpostavi da cerebelum nije blisko povezan sa raznovrsnijim i personalizovanim repertoarom ponašanja za koji smo mi sposobni i za koji verovatno moramo imati komplikovaniji mozak. Za razliku od cerebeluma, moždani region koji je pretrpeo najviše promena kroz evoluciju, jeste spoljašnji sloj mozga, korteks (lat. *cortex*)

Važan detalj za razumevanje funkcionisanja mozga je to da je, kod životinja koje su više sofisticirane, korteks izuvijan – naboran – tako da je njegova površina mogla da se poveća, iako ograničena relativno malom lobanjom. Da se korteks pacova potpuno izravna, bio bi veličine poštanske marke, korteks šimpanze bi bio veličine standardnog lista papira, dok bi ljudski mozak bio čak četiri puta veći. Među svim vrstama životinja, ljudski način života je najmanje stereotipan, najfleksibilniji je, i veruje se da korteks prema tome mora biti u vezi s oslobađanjem individualnih od fiksiranih, predeterminisanih obrazaca ponašanja. Što je korteks veći, to će više jedinka moći da reaguje na specifičan, nepredvidljiv način u skladu sa uticajem kompleksne situacije. Što je veći korteks, više će životinja moći da razmišlja sama za sebe. Ali, šta se zapravo podrazumeva pod pojmom *razmišljanje*?

Korteks ima debljinu od oko 2 milimetra i može se, po različitim viđenjima, podeliti na funkcije od kojih svaka spada u nekih pedesetak do stotinak različitih zona mozga. Donekle ovaj način klasifikacije ima smisla: određene zone korteksa, ali ni u kom slučaju sve, izgleda da imaju jasnu korespondenciju s ulaznim i izlaznim aktivnostima mozga (engl. *input* – ulazne, dolazeće informacije: *output* – izlazne informacije). Na primer, mozak šalje signale, od nerava iz visoko lokalizovanog dela korteksa naniže, kroz kičmenu moždinu, do mišića za kontrakciju – otuda se ova zona mozga naziva motorni korteks. Istovremeno, postoje druge specifične zone korteksa – na primer, vizuelni korteks i auditivni korteks – koji primaju i obrađuju signale iz očiju, odnosno ušiju. Na sličan način nervi u koži prenose signale u vezi sa bolom i dodirom naviše, kroz kičmenu moždinu, do zone korteksa koja odgovara na dolazne signale za dodir, tj. do somatosenzornog korteksa.

Međutim, postoje drugi regioni korteksa koji se ne mogu tako jasno klasifikovati. Na primer, region na gornjoj strani potiljačnog dela (zadnji parijetalni korteks) prima dolazne informacije od vizuelnih, auditivnih i somatosenzornih sistema. Tako je funkcija ovakvog regiona manje očigledna. Pacijenti sa povredom u parijetalnom korteksu ispoljavaju širok opseg oštećenja, u zavisnosti od tačne lokacije i stepena lezije. Ti simptomi mogu obuhvatiti i gubitak sposobnosti za prepoznavanje predmeta putem vida ili dodira, ili gubitak sposobnosti da se prepozna jednim čulom ono što je već doživljeno drugim čulom: na primer, neko sa povredom parijetalnog režnja ne bi mogao da prepozna loptu kad je vidi, iako je tu loptu prethodno držao u rukama dok su mu oči bile zavezane. Kao što su čula poremećena, tako su preko motornog sistema i izlazne informacije mozga narušene. Na primer, parijetalni pacijenti mogu biti nespretni u rukovanju predmetima ili čak u oblačenju (apraksija). Oni mogu da pomešaju levo i desno i da imaju poremećen osećaj za prostor. Osim ovih problema sa glavnim senzornim dolaznim informacijama kao i motornim informacijama koje mozak šalje, povreda parijetalnog režnja može dovesti i do vrlo bizarnog načina razmišljanja. Na primer, pacijenti mogu da poriču da polovina njihovog tela zaista njima i pripada. Taj fenomen je deo još šireg problema kad oni zanemaruju sve taktilne, vizuelne i auditivne stimulacije te strane tela.

Važno je uočiti da pacijenti sa povredom parijetalnog režnja imaju potpuno funkcionalne senzorne sisteme i mogu savršeno dobro da pokreću mišiće. Izgleda da je problem, pre svega, u masivnoj koordinaciji čula i pokreta, koju normalno uzimamo kao nešto što se podrazumeva. Budući da izgleda da, na neki način, parijetalni korteks povezuje jedan senzorni sistem sa drugim, kao i senzorne sisteme sa motornim sistemima, ovaj kortikalni region je postao poznat kao *asocijativni korteks*. Ali kortikalna zona, kao što je parijetalni korteks, ne deluje samo kao prosta raskrsnica za ulazne i izlazne informacije mozga. Parijetalni pacijenti imaju probleme sa prepoznavanjem, što verovatno dovodi do bizarnog poricanja postojanja polovine tela: dalje, ovo „zane-

marivanje" može izazvati još čudnije tvrdnje da njihova ru-
ka, na primer, pripada nekom drugom. Očigledno je, dakle,
da parijetalni korteks, kao i druge „asocijativne" zone kor-
teksa, mora biti odgovoran za prefinjenije i najneuhvatljivi-
je od svih funkcija: za razmišljanje, ili kako neurofiziolozi
više vole da kažu, za *kognitivne procese*.

Ako se vratimo na onu strategiju poređenja specifičnih
moždanih regiona među različitim vrstama, mogli bismo da
očekujemo da kortikalne asocijativne zone budu najizraže-
nije kod životinja sa najprefinjenijim, najindividualnijim na-
činom života. Čak i u poređenju sa našim najbližim rođa-
kom, šimpanzom, od čije dezoksiribonukleinske kiseline
(DNK) se naša razlikuje samo za 1 procenat, zone asocija-
tivnog korteksa čoveka su zaista nekoliko puta veće. Ne iz-
nenađuje da su upravo ove zone korteksa, koje nisu direk-
tno odgovorne za kontrolu pokreta ili za obradu čulnih
informacija, i najzanimljivije, a u isto vreme i najteže za ra-
zumevanje u pogledu onoga što one zaista rade i kako to
rade.

Na primer, veliki deo asocijativnog korteksa (vidi Sliku
2) nalazi se na prednjoj strani mozga, to je prefrontalni kor-
teks. Od svih regiona korteksa, ovaj region je ispoljio naj-
spektakularniji rast: tokom evolucije sisara, povećao se za 3
procenta kod mačaka, 17 procenata kod šimpanzi i vrtogla-
vih 29 procenata kod ljudi. Prvi detalj koji je ukazao na pra-
vu funkciju prefrontalnog korteksa je u vezi sa slučajnim do-
gađajem koji se desio 1848. godine u Vermontu.

U to vreme je u Sjedinjenim Državama železnica bila u
neverovantnoj ekspanziji. Fineas Gejdž (Phineas Gage) je
bio rukovodilac grupe za izgradnju pruge i njegov posao je

bio da nabija dinamit u rupe da bi eksplozija raznela pre-preke koje su blokirale prostor gde je trebalo da se postave šine. Da bi pritisnuo dinamit, Fineas je koristio predmet u obliku šipke, poznat kao gvožđe za nabijanje, koji je u ovom slučaju bio dugačak 3 stope i 7 inča (oko 1 metar), i na svom najširem delu je imao 1,25 inča.

Jednog dana je Fineas nabijao dinamit u rupu ovom gvozdenom šipkom, kada se desila tragična nesreća. Slučaj-no je varnica pre vremena zapalila dinamit i došlo je do eks-plozije. Iako je eksplozija bila vrlo snažna, Fineas je preži-veo, ali ne bez povreda. Glavu je nakrivio u stranu, tako da je prevremena eksplozija dinamita uterala gvozdenu šipku kroz levu stranu lobanje. Gvožđe je prošlo kroz kost u pred-nji deo mozga, ozbiljno oštetivši prefrontalni korteks.

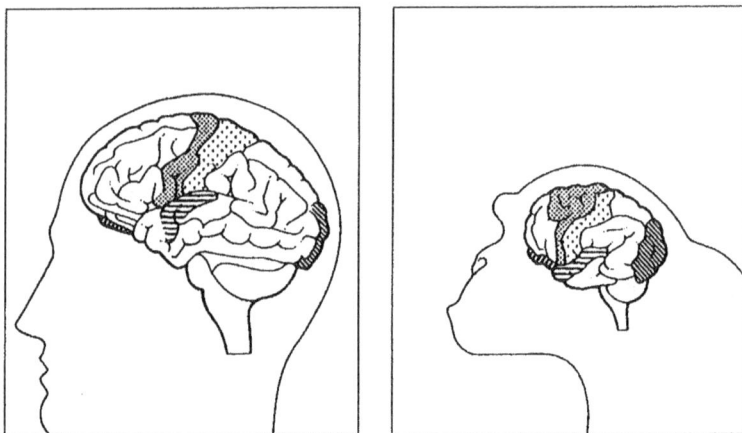

SLIKA 2: Poredjenje korteksa čoveka i šimpanze. Treba uočiti da je veći deo korteksa šimpanze posvećen specifičnim funkcijama (osen-čene zone), dok čovek ima mnogo više delova korteksa koji nemaju jasno određene uloge (neosenčene zone) – asocijativni korteks –na-ročito u prednjem delu mozga (prefrontalni korteks). (Adaptirano iz P. Korsi, The Enchanted Loom - Oxford University Press,1991).

Posle kratkog perioda nesvesti, izgledalo je da na Fineasa, nekim čudom, nije uticao ovako dramatičan razvoj događaja. Kad je prošla infekcija, njegova čula i pokreti su bili kao da se ništa nije ni desilo.

Ali, kako je vreme prolazilo, ljudi su počeli da primećuju razliku. Dok je pre bio kooperativna i prijateljski raspoložena osoba, Fineas je sad postao ohol, neodlučan, arogantan, svojeglav i nije mario za druge. Zapravo, on je napustio posao na železnici i ostatak života je proveo kao cirkuska nakaza, nastupajući sa gvozdenom šipkom i dalje uglavljenom u mozak.

Posle ovog incidenta, zabeleženi su i drugi zaprepašćujući slučajevi povreda mozga, i svi su manje ili više ukazivali na istu ideju: prefrontalni korteks izgleda nije povezan sa grubim sposobnostima preživljavanja, kao što su disanje ili regulacija temperature, ili sa obradom bilo kojih čulnih informacija, kao ni sa koordinacijom pokreta, već pre sa najprefinjenijim aspektima našeg uma, esencijom naše ličnosti i načinom na koji, kao individue, reagujemo na svet. Ovakve anegdote su odmah zanimljive, jer u retrospektivi otkrivaju da je naš karakter, za koji mislimo da je prilično fiksiran i nenarušiv aspekt nas samih, u stvari prepušten na milost i nemilost našem fizičkom mozgu, odnosno da karakter *jeste* naš mozak. Za svrhe ovog izlaganja ove anegdote takođe izazivaju i neka, manje filosofska i specifičnija pitanja u vezi sa funkcijom moždane zone o kojoj govorimo, prefrontalnog korteksa. Da li je ova pojedinačna zona koja kontroliše karakter, neka vrsta izvršnog mini-mozga u samom mozgu? Čak je i takav koncept bio suviše krupan za frenologe, koji su izmislili potkategorije karaktera i pogrešno ih dodelili različitim zonama. Koja je, dakle, funkcija ove prefrontalne moždane zone?

Portugalski neurolog Egaš Moniž (Egas Moniz) je 1935. godine učestvovao na Drugom Internacionalnom Kongresu u Londonu. Na tom skupu je čuo izveštaj o očigledno neurotičnom majmunu koji je postao mnogo smireniji pošto su mu napravljene lezije u frontalnim režnjevima. Inspirisan time, Moniž je predložio sličan pristup za tretman neurotičnih ljudi. Razvio je tehniku *leukotomije*, po grčkoj reči za „presecanje belih (nervnih vlakana)" koja povezuju frontalne režnjeve s ostatkom mozga. Do šezdesetih godina dvadesetog veka, frontalne leukotomije su bile tretman izbora za ceo niz vrlo intenzivnih i dugotrajnih emocionalnih stanja, kao što su depresija, anksioznost, fobije i agresivnost. U periodu od 1936. do 1978. godine, u Sjedinjenim Državama je ova hirurška procedura obavljena na oko 35.000 ljudi. Da biste zaista imali predstavu koliko je to pojedinaca, pogledajte koliko je ljudi sa prezimenom Smit u telefonskom imeniku Njujorka! Od kasnih šezdesetih, svake godine je opadao broj leukotomija. Pojava specifičnijih lekova kao i konačno shvatanje o kognitivnim nedostacima koje može izazvati ova operacija, doveli su do toga da se zaustave ruke hirurga za koje bi operacija, samo nekoliko decenija ranije, izgledala kao jedino moguće rešenje.

Na vrhuncu njene popularnosti, za leukotomiju se tvrdilo da izaziva malo neželjenih efekata. Međutim, postepeno je postalo očigledno da nema dokazanog čistog terapeutskog efekta, a da su neželjeni efekti zaista ozbiljni. Kao i kod Fineasa, i ovim pacijentima se promenio karakter, nedostajala im je promišljenost i bili su emocionalno neosetljivi. Pored ove očigledne nesposobnosti da sarađuju sa drugima, pacijenti s oštećenim frontalnim režnjevima su imali i smanjenu sposobnost da razviju nove strategije ili planove za rešavanje nekog određenog problema. Oni ne mogu da koriste informacije iz svog okruženja, da regulišu ili promene svoje ponašanje; umesto toga, oni uvek ostaju pri svome.

Ovakav profil disfunkcije je opisan kod proučavanja načina na koji su pacijenti, kao i majmuni s oštećenjem frontalnih režnjeva, odgovarali na određene specifične eksperimentalne zadatke. Na primer, ovakvi subjekti ne mogu da izmene pravilo po kom upravo nešto rade, na primer, ako im se zatraži da, dok sortiraju karte po boji simbola, promene kriterijum i počnu da sortiraju po obliku simbola. Neki ljudi ovu sposobnost, koju normalno svi posedujemo, zovu radnom memorijom, radnim okvirom u kom se zadatak obavlja i koji se nekad naziva i „moždanom tablom za pisanje". Ako postoje oštećenja radne memorije, teško je zapamtiti događaje u pravom kontekstu. Ali, problem povrede prefrontalnog korteksa nije samo u vezi sa pamćenjem. Još jedan rezultat ove povrede je i gubitak verbalne spontanosti: pacijenti sa povredom prefrontalnog korteksa teško saopštavaju informacije, a ispoljavaju i poremećeno socijalno ponašanje, kao što smo videli kod Fineasa.

Uprkos ovako obilnim informacijama, ipak je još uvek teško tačno reći šta bi bila funkcija prefrontalnih režnjeva. Neki neurofiziolozi ukazuju na sličnosti između pacijenata sa povredom prefrontalnog režnja i šizofreničara. Kod obolelih od šizofrenije, takođe izgleda da imaju problema s istim zadacima koji zahtevaju radnu memoriju, kao i neurološki pacijenti. Zato je šizofrenija interpretirana kao poremećaj u usklađivanju dolaznih informacija s internim standardima, pravilima ili očekivanjima. I šizofreničar i prefrontalni pacijent bi bili preplavljeni i savladani senzornim dolaznim informacijama koje ne bi mogli da adekvatno kategorizuju ili sećanjima koja ne bi mogli da smeste u tačnu vremensku sekvencu. To je skoro kao da im nedostaju unutrašnje sposobnosti, koje za većinu nas deluju kao prigušivači šoka na životna događanja. Međutim, ako je takva hipoteza tačna, to je suviše kompleksan i apstraktan proces, sa previše različitih aspekata, posledica i zaključaka, da bi se svodio samo na jednu, prepoznatljivu funkciju u našem svakodnevnom životu. Da smo mi frenolozi, bilo bi teško smisliti jednu reč za naziv odgovarajućeg dela frontalnih režnjeva.

Možemo reći da pacijent ima socijalnih problema ili problema sa radnom memorijom, ali je vrlo teško odrediti šta je zajednički činilac za ova dva različita poremećaja. Za dosta moždanih regiona, ako ne i za većinu, zaista je vrlo teško da se poznati događaji u spoljašnjem svetu isključivo povežu sa stvarnim dešavanjima u pojedinačnom moždanom regionu. Različiti delovi korteksa, kao što su motorni korteks i somatosenzorni korteks, očigledno imaju različite funkcije, a asocijativne zone, kao što su prefrontalni korteks i delovi parijetalnog korteksa, moraju imati svaka svoju sopstvenu specijalizovanu ulogu. Ali, suprotno viziji frenologa, ove uloge ne odgovaraju u osnovi jedan-na-jedan očiglednim aspektima našeg karaktera i specifičnim aktivnostima u realnom svetu. To je jedan od najvećih izazova za savremenu neurofiziologiju, da se razume veza između onoga što se zaista dešava u određenim moždanim regionima i toga kako se takvi internalizovani fiziološki događaji reflektuju u spoljašnjem ponašanju.

Slučajevi Fineasa Gejdža i leukotomizovanih pacijenata ilustruju prilaz koji su za proučavanje mozga koristili oni koji su pokušavali da identifikuju ulogu specifičnog moždanog regiona: posmatrati primere povreda određenog regiona mozga i zaključivati o njegovoj funkciji pre povrede na osnovu te disfunkcije koja je trenutno očigledna, kakva god ona bila. Jedan poznati primer selektivnog oštećenja mozga za koji se mislilo da neposredno i direktno ukazuje na funkciju zone koja je u pitanju jeste Parkinsonova bolest.

Parkinsonova bolest je nazvana po Džejmsu Parkinsonu, koji je prvi prijavio ovo oboljenje, 1817. godine. Ovaj teški poremećaj kretanja pogađa uglavnom starije ljude, iako nekad i mlađi mogu biti žrtve ove bolesti. Pacijenti imaju velike teškoće pri kretanju; takođe, mogu imati i tremor (drhtanje) ruku pri mirovanju i ukočenost udova. Fascinirajući aspekt Parkinsonove bolesti je to što, za razliku od mnogih drugih poremećaja mozga, kao što su depresija ili šizofrenija, tačno znamo u čemu je problem, a to je zona smeštena duboko u središtu mozga.

U samom jezgru ovog srednjeg dela mozga, nalazi se zona u obliku brkova, crne boje, shodno tome nazvana latinskim terminom *substantia nigra* (crna masa). Supstancija nigra izgleda crna zato što ćelije u ovom regionu imaju u sebi pigment melanin. Melanin je, s druge strane, konačni produkt jedne važne hemikalije mozga, dopamina, koji nastaje kada dopamin prođe kroz različite hemijske reakcije. Prema tome, sada je pouzdano ustanovljeno da ćelije u supstanciji nigri u normalnim uslovima proizvode tu hemikaliju, dopamin.

Slično tome, već je dugo poznato da, kada se normalni mozak uporedi sa „parkinsonovskim" mozgom, može da se vidi da je supstancija nigra u mozgu pacijenta sa Parkinsonovom bolešću mnogo svetlija – nema više ćelija koje sadrže pigment. Jedna od važnih posledica odumiranja ovih ćelija je to što se hemikalija dopamin više ne proizvodi u ovom regionu. Ako se pacijentima sa Parkinsonovom bolešću daju tablete sa hemikalijom (L-DOPA) od koje se pravi dopamin, dolazi do dramatičnog poboljšanja sposobnosti kretanja. Iako tačno znamo gde se oštećenje nalazi u Parkinsonovoj bolesti – a to je supstancija nigra – i mada znamo koja je određena hemikalija u deficitu – dopamin – niko nema nikakvu preciznu ideju o tome koja bi bila funkcija supstancije nigre u normalnom kretanju.

Štaviše, ne možemo ignorisati činjenicu da Parkinsonova bolest uključuje ne samo supstanciju nigru kao anatomski region,,već je specifična i po hemikaliji tj. dopaminu. Neki mogu supstanciju nigru posmatrati samo kao lokaciju iz koje određene ćelije isporučuju dopamin do drugog, važnijeg, ciljnog regiona mozga, strijatuma. U tom slučaju bi važno pitanje bilo: Koja je funkcija dopamina u strijatumu? Anatomija mozga se ne poklapa direktno sa hemijom mozga: nema nijedne hemikalije koja bi bila ekskluzivno korišćena samo u jednom regionu mozga. Umesto toga, jedna ista hemikalija se distribuira u mnogo različitih regiona, a u isto vreme i svaki moždani region proizvodi i koristi više različitih hemikalija. Prema tome, vrlo je teško reći šta je najvažnije kada se razmatra oštećenje mozga – moždani region koji je u pitanju ili promena hemijske ravnoteže u mozgu.

Postoji još jedan razlog za opreznost, kada pokušavamo da pripišemo određene funkcije određenim zonama mozga: neuronalna plastičnost. Moždane zone se mogu, naravno, oštetiti na mnoge načine, bilo da je u pitanju oboljenje, saobraćajna nesreća ili pucanj iz pištolja, ali vrlo čest uzrok je moždani udar. Moždani udar se dešava kada nema dovoljno kiseonika u mozgu. Do ovog nedostatka kiseonika može doći zbog zapušenog krvnog suda, čime se sprečava dotok krvi koja u normalnim uslovima snabdeva mozak kiseonikom, ili zbog slabljenja protoka krvi usled sužavanja krvnih sudova. Ako do moždanog udara dođe, na primer, u motornom korteksu, može se pratiti odvijanje prilično zanimljivih događaja.

U početku, posle takvog moždanog udara, sposobnost kretanja može potpuno nestati, čak i refleksi: ekstremitet na pogođenoj strani tela samo mlitavo visi (flacidna paraliza). Onda se, kroz nekoliko dana i nedelja, desi nešto što izgleda kao čudo, iako veličina tog čuda veoma varira od pacijenta do pacijenta. Pre svega, refleksi se mogu povratiti, zatim ruka postaje čvršća i pacijent može da pokreće ekstremitet i, konačno, žrtva moždanog udara može rukom i nešto da uhvati. U jednoj studiji, trećina pacijenata koji su imali moždani udar u motornom korteksu mogli su spontano da uhvate predmete i tako da dostignu ovaj konačni stadijum oporavka.

Ima, takođe, i izveštaja o oporavku od moždanog oštećenja koje pogađa govor i pamćenje posle određenih povreda glave. Prema tome, moždane funkcije ne moraju pripadati jednoj zoni, jednoj određenoj populaciji neurona – kako bi, inače došlo do oporavka funkcija, ako su originalne dotične ćelije, zajedno sa svojim ekskluzivnim monopolom, mrtve? Umesto toga, izgleda kao da su druge ćelije mozga postepeno naučile kako da preuzmu ulogu oštećenih ćelija. Zaista, stadijumi kroz koje prolazi pokret hvatanja oporavljujući se, a to smo upravo opisali posle moždanog udara u motornom korteksu, vrlo su slični prvobitnom razvitku tog istog pokreta kod beba, kao što ćemo videti u poglavlju 4. A opet, teško je tvrditi da jedan deo mozga nedvosmisleno radi jednu stvar; ako druge, čak i ako su susedne, moždane zone mogu da preuzmu tu istu ulogu, tada je jasno da postoji izvestan stepen fleksibilnosti, poznat pod nazivom neuronalna plastičnost.

Kako bismo onda mogli da proučavamo funkcije različitih moždanih regiona? Ono što nam je zaista potrebno jeste fotografija, ili još bolje, video snimak unutrašnjosti mozga dok osoba razmišlja, govori, ili izvodi bilo koju od niza različitih uobičajenih funkcija. Priča o tome kako se ova ideja zaista i ostvaruje, počinje poznatom procedurom: korišćenjem iks-zraka. Iks-zraci su visoko frekventni elektromagnetni talasi kratke talasne dužine. Budući da zračenje iks-zraka ima vrlo visoku energiju, dobro prodire kroz ispitivani predmet: atomi u ispitivanom predmetu apsorbuju nešto radijacije, puštajući neapsorbovani deo zračenja da pogađa fotografsku ploču tako ga eksponirajući. Pri tome važi da što je predmet manje „radiogustine", to će i fotografska ploča biti tamnija. Ovaj proces, kao što svi znamo, vrlo dobro funkcioniše kod sigurnosne kontrole na aerodromima za materijale gde postoji veliki kontrast, kao za pištolj u koferu, ili u bolnicama da bi se vizuelizovale polomljene kosti u tkivu: a što predmet ima veću radiogustinu, fotografska ploča će biti belja.

Iako su iks-zraci uspešni za otkrivanje onoga što se dešava u većem delu tela, kada dođemo do mozga, javlja se problem. Nasuprot kontrastu između kosti i mišića, vrlo je mala razlika u gustini jednog moždanog regiona u poređenju sa nekim drugim. Da bi se prevazišla ova prepreka, rešenje bi bilo, ili da se mozak učini neprozirnim za zračenje, ili, kao alternativa, da se tehnika iks-zraka učini osetljivijom.

Pogledajmo prvo šta bi moglo da se uradi ne bi li unutrašnjost samog mozga više ličila na situaciju s onim spomenutim pištoljem u koferu, kako bi određene komponente mogle da daju veći kontrast u poređenju s ostatkom mozga. Ovaj cilj se može ostvariti ubrizgavanjem u mozak injekcije boje koja je vrlo neprozirna, da bi mogla da apsorbuje mnogo iks-zraka. Međutim, injekcija ne ide direktno u mozak, kroz kost lobanje. Umesto toga, boja se uvodi u arteriju koja pumpa krv u mozak. Ovu arteriju možete locirati (to je karotidna arterija), ako stavite ruke na vrat, blizu obe strane dušnika, i osetite kucanje pulsa. Kada jednom „radio-tamna" boja uđe u cirkulaciju, vrlo brzo stiže u mozak. Tako se može dobiti vrsta slike koja se naziva angiogram. Angiogrami daju jasnu sliku o shemi grananja krvnih sudova koji prolaze kroz sve regione mozga.

Sad zamislite da postoji oštećenje u cerebralnoj cirkulaciji – na primer, ako neko ima moždani udar, pri čemu postoji blokada ili sužavanje krvnog suda. Ovaj problem će se pokazati na angiogramu. Slično tome, ako pacijent ima tumor koji ponekad razmiče krvne sudove, takav abnormalni položaj, usled pomeranja sudova, uvežbano oko će moći da uoči. Na taj način, angiogrami su vrlo korisna dijagnostička sredstva koja pružaju mogućnost za prevazilaženje problema neosetljivosti iks-zraka za moždano tkivo. Ali, šta kada krvni sudovi funkcionišu normalno? Mogu da postoje problemi sa mozgom, ali da nemaju veze sa cirkulacijom krvi. Tada angiogrami nisu od koristi.

Alternativni pristup ovom „radiopotamnjivanju" mozga jeste da se poveća osetljivost samog metoda detekcije. Sa normalnim iks-zracima ima oko dvadeset do trideset varijacija na skali sive boje; ali u ranim sedamdesetim, razvijena je tehnika sa više od dve stotine varijacija i od ranih osamdesetih se rutinski koristi: to je kompjuterizovana aksijalna tomografija (KAT tj. engl. CAT).

U KAT-u, moždani iks-zraci se snimaju u serijama odsečaka ili skenova. Pacijent leži sa glavom u cilindru u kom su cev za detekciju iks-zraka na jednoj strani i izvor snopa iks-zraka na drugoj strani, i ove dve sprave su smeštene oko glave.

Iks-zrak ne pogađa fotografsku ploču, već senzor koji je povezan sa kompjuterom; ovaj senzor je mnogo osetljiviji od fotografske ploče koja se koristi za obične iks-zrake. Sva merenja se snimaju i spajaju kompjuterski i tako se dobija KAT sken. Cev se pomera duž ose tela i ta procedura se ponavlja osam do devet puta.

Ove vrste slika, koje se mogu dobiti putem KAT skeniranja, pružaju neurolozima i neurohirurzima korisne indikacije o lokaciji i stepenu tumora i oštećenja tkiva. Na primer, KAT skenovi su nedavno doprineli razjašnjavanju degenerativnog poremećaja u Alchajmerovoj bolesti, gde dolazi do izražene konfuzije i gubitka pamćenja. A. D. Smit

(A. D. Smith) i K. A. Džobst (K. A. Jobst) su našli da se kod pacijenata sa Alchajmerovom bolešću određeni region mozga (medijalni temporalni režanj) postepeno smanjuje tokom vremena na oko polovinu širine koja postoji kod zdravih dobrovoljaca istog godišta (v. „Upotreba struktur-ne vizuelizacije, engl. imaging, za proučavanje progresije Alchajmerove bolesti" *Britanski Medicinski Bilten* 52, 575–586). Ne samo da takvo opažanje ukazuje na region mozga na koji bi trebalo ciljati u okviru razvijanja mogućih terapija za ovaj onesposobljavajući poremećaj, već ima i ogroman dijagnostički potencijal za otkrivanje početnog ošte-ćenja mozga, pre nego što klinički simptomi gubitka pam-ćenja postanu jasno uočljivi.

Uprkos činjenici da su nam iks-zraci poznati tokom ve-ćeg dela dvadesetog veka, njihova upotreba u KAT skenira-nju i angiogramima je dragocena za proučavanje oštećenja mozga. Međutim, broj tipova disfunkcija mozga koji se mo-gu ovako istraživati je ograničen. Iks-zraci detektuju abnor-malnosti u anatomskim osobinama mozga. Ako imate KAT sken, pokazaće vam da li imate neki fizički *dugotrajni* pore-mećaj u mozgu, kao što je tumor ili lezija. Ali, ako je pro-blem funkcionalan, a ne anatomski – nešto u vezi s aktual-nim operacijama mozga – iks-zraci vam neće reći koji delovi vašeg mozga rade u određenim trenucima, tokom određe-nog zadatka. Kako se može prevazići ovaj problem?

Od svih organa u telu, mozak je najgramziviji što se tiče potrošnje goriva. Mozak sagoreva kiseonik i glukozu deset puta više od svih drugih telesnih organa pri mirovanju. Za-pravo, mozak koristi toliko mnogo energije da umire ako, i samo tokom nekoliko minuta, ne dobija kiseonik. Iako mozak zauzima manje od 2,5 procenta ukupne telesne mase, odgovoran je za potrošnju 20 procenata energije pri mirovanju. Ali, šta se dešava sa tom energijom? Ona omogućava mozgu da „radi".

Kada je neki moždani region uposlen, troši mnogo više goriva. Gorivo za mozak su ugljeni hidrati u hrani koju jedete i kiseonik u vazduhu koji dišete: kada ugljeni hidrati reaguju sa kiseonikom, produkuju ugljen dioksid, vodu i, što je najvažnije, toplotu. U telu se sva energija iz hrane ne oslobađa odjednom, u prostom sagorevanju, jer ne bi bilo korisno ako ne preostane nikakve energije za funkcionisanje mozga i tela. Tako, iako je izvesna količina toplote neophodna da se održava temperatura, postoji i hemikalija u telu koja sprečava trenutno oslobađanje sve energije iz pojedene hrane. Kroz proces sinteze ove hemikalije, možemo da skladištimo tu energiju za mehanički, električni i hemijski posao koji telo i mozak moraju da obave. Ova hemikalija za skladištenje energije je adenozin-trifosfat (ATP) i proizvodi se iz hrane koju jedemo, tokom celog našeg života. ATP skladišti energiju i ima potencijal da je oslobađa na sličan način kao što se skupljena opruga ispravlja posle opuštanja.

Ako su regioni mozga aktivni tokom nekog određenog zadatka, tada oni naporno rade i troše više energije; imaju velike zahteve od skladišta ATP-a, pa je otud potrebno i više kiseonika i ugljenih hidrata, kod kojih je glukoza najjednostavnija forma. Iz toga sledi da, ako bismo mogli da pratimo povećanu potražnju za kiseonikom ili glukozom u određenim delovima mozga, mogli bismo da kažemo koje zone mozga su najaktivnije ili koje najnapornije rade tokom nekog određenog zadatka. To je princip dve posebne tehnike koje se koriste za vizuelizaciju mozga dok radi.

Jedna od ovih tehnika je poznata kao pozitronsko-emisiona tomografija (PET). Osnovni uslov za PET je da, bilo kiseonik, bilo glukoza, budu obeleženi, da bi mogli da se lako prate. „Obeležje" je, u ovom slučaju, radioaktivni atom, što znači da sadrži nestabilno jezgro koje izbacuje pozitrone vrlo velikom brzinom. Pozitroni su fundamentalne čestice slične elektronima, osim što imaju pozitivno naelektrisanje. Radioaktivni atomi kiseonika, inkorporirani ili u glukozu ili u molekul vode, daju se intravenoznom injekcijom. Radioaktivno obeležje se onda prenosi krvotokom u mozak. Emitovani pozitroni se sudaraju s elektronima drugih molekula u mozgu i međusobno se poništavaju. Kao rezultat toga dolazi do oslobađanja energije, što formira gama-zračenje dovoljno velike energije da prodre kroz lobanju i da se detektuje van glave.

Budući da ovi gama zraci visoke energije mogu preći velika rastojanja, oni izlaze van glave i stižu do senzora, čiji se signali onda koriste da se konstruiše slika aktivnog mozga. Glukoza ili kiseonik se akumulira u regionima mozga u kojima su najpotrebniji, odnosno koji najnapornije rade. Sa PET-om, moguće je pokazati aktivne zone koje se razlikuju i pri tako suptilno različitim aktivnostima, kao što su izgovaranje reči u poređenju sa čitanjem reči. (Vidi Sliku 3.)

Druga tehnika vizuelizacije, funkcionalna magnetna rezonanca (eng. magnetic resonance imaging – MRI), liči na PET po tome što se zasniva na diferencijalnoj potrošnji energije u onim regionima mozga koji rade najaktivnije; međutim, MRI ne uključuje nikakve injekcije. Budući da nema problema u vezi s određivanjem tačnog trenutka kada obeležena supstanca dospeva do mozga, vizuelizacija magnetnom rezonancom ima potencijal da pruži još verodostojniji odraz onoga što se dešava u datom momentu. MRI, kao i PET, takođe meri promene u koncentraciji kiseonika u krvi

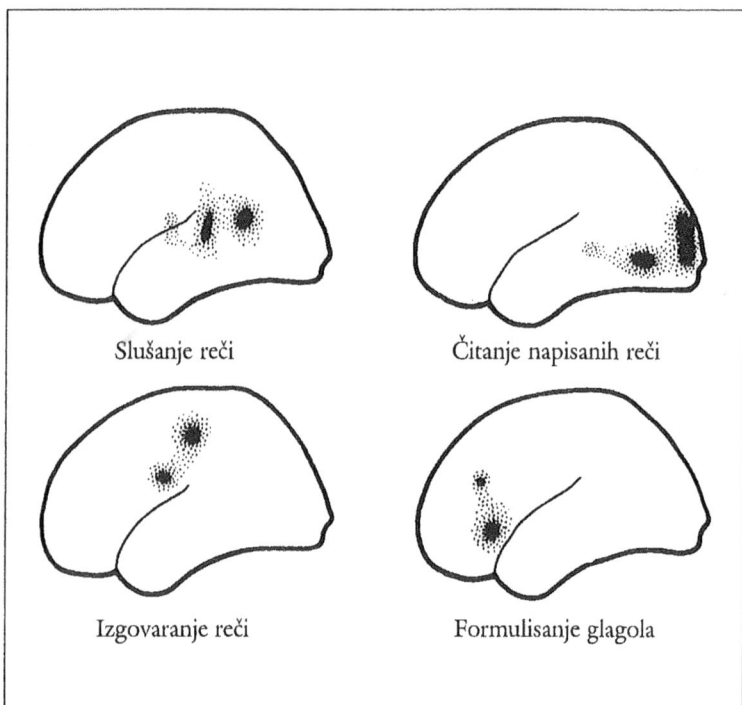

Slušanje reči

Čitanje napisanih reči

Izgovaranje reči

Formulisanje glagola

SLIKA 3: Interaktivni mozak. Skeniranje pozitronsko-emisionom tomografijom (PET-om) svesnog humanog subjekta koji izvodi zadatke koji su, iako slične, ipak različiti u detaljima. Treba uočiti da će, iako su svi zadaci u vezi sa jezikom, različiti regioni mozga biti aktivirani, u zavisnosti od pojedinačne vrste zadatka. Treba primetiti i da, ni u jednom trenutku, nije samo jedan moždani region aktiviran.(adaptirano iz M.I. Pozner i M.E. Rajhl, Slike uma, edicija Naučna američka biblioteka, 1994).

koja se doprema u aktivnije zone mozga; međutim, metod detekcije se razlikuje. Kiseonik se prenosi putem proteina hemoglobina. MRI koristi činjenicu da količina kiseonika u konkretnom trenutku utiče na magnetne osobine hemoglobina: ove osobine se mogu pratiti u prisustvu magnetnog polja, u kom su jezgra atoma usmerena kao da su i sama minijaturni magneti. Kada se bombarduju radio zracima i izbace iz tog poretka, ovi atomi emituju radio signale koji se rotirajući ponovo vraćaju u prvobitni položaj, u liniju. Za svaku količinu kiseonika u uzorku, koja se prenosi hemoglobinom, emitovaće se jedinstveni radio signal, i na taj način se dobija vrlo osetljiva mera aktivnosti različitih regiona mozga. Ova tehnika može da označi i vrlo male zone, veličine 1 do 2 milimetra, i može da meri događanja koja traju samo nekoliko sekundi.

Korišćenjem ovih tehnika, postaje sve očiglednije da tokom specifičnog zadatka nekoliko različitih regiona mozga radi simultano. Nema samo jedne moždane zone za jednu funkciju, već, izgleda da nekoliko moždanih zona doprinosi određenoj funkciji. Šta više, ako se neki aspekt zadatka malo promeni, kao na primer, slušanje reči umesto izgovaranja reči, tada će biti i drugačija konstelacija moždanih regiona.

Događaji u mozgu se prate po vremenskoj skali koja duža od nekoliko sekundi i izražavaju se, najadekvatnije, po kubnom milimetru tkiva. Još jedan metod, magnetoencefalografija (MEG), meri magnetno polje koje generiše diferencijalna električna aktivnost mozga. Ovaj metod ima superiornu vremensku rezoluciju, ali je, trenutno, pouzdan samo za spoljne regione mozga. Iako njihov pravi potencijal leži u budućnosti, ipak, kada su prostorna i vremenska rezolucija srazmerne sa veličinom pravih moždanih ćelija, tehnike kao što su PET, MRI i MEG već sada pružaju pogled u mozak koji radi. Možda je najočiglednija lekcija koju smo do sada naučili od ovih tehnika to da je pogrešno misliti da pojedinačni moždani regioni imaju specifične, autonomne funkcije, kao po frenološkom scenariju. Umesto toga, različiti moždani regioni se, na neki način, kombinuju, da bi radili paralelno za različite funkcije.

Mozak se sastoji od anatomski razdvojenih regiona, ali ovi regioni nisu autonomni mini-mozgovi, već oni formiraju kohezivni, integrisani sistem, čiji je veći deo organizovan na neki misteriozan način. Prema tome, bilo bi skoro nemoguće naučiti kako to mozak radi, ako bismo proučavali samo po jedan određeni region u jednom trenutku. Umesto toga, počnimo sa specifičnim i poznatim funkcijama i ustanovimo kako je njihova obrada raspodeljena među mnogim zonama u mozgu.

POGLAVLJE 2

SISTEMI SISTEMA

Svakog budnog trenutka bombarduju nas prizori, zvuci i mirisi, dok dodirujemo, trčimo, penjemo se i govorimo tokom svog puta kroz život. Životinjsko postojanje je konstantni dijalog sa spoljnim svetom. Mozak je vitalno važan za obradu i koordinaciju informacija koje naviru putem čula, sa izlaznim akcijama koje se izražavaju kao pokreti. Ali, kako se sve ovo postiže? U prethodnom poglavlju, videli smo da ne postoji jedinstveni centar u mozgu, koji direktno odgovara na svaku pojedinu funkciju ili ponašanje u spoljnom svetu. U ovom poglavlju ćemo istražiti tu zagonetku o tome kako je funkcija lokalizovana u mozgu, a počećemo ne od moždanih regiona, već od samih funkcija.

Čarls Šerington (eng. Charles Sherington), jedan od najvećih pionira fiziologije tokom prve polovine dvadesetog veka, ovako je sumirao sveobuhvatni doprinos pokreta našim životima: „Od šapata u šumi do pada drveta, sve je to pokret". Od istančanosti jezika tela, preko preciznosti izgovorene reči, do nedvosmislenosti običnog zagrljaja, praktično sva komunikacija se zasniva na pokretu. Ma kako da je globalan ili neprimetan, svaki pokret zavisi od kontrakcije neke grupe mišića, negde u telu. Ako je kontrakcija svih mišića odumrla, sve što nam preostaje jeste sposobnost da balavimo ili da nam teku suze.

Iako biljke mogu da se kreću, u smislu da mogu da se okrenu ka svetlu, one ne mogu da generišu pokret onako kako mi možemo. Van carstva naučne fantastike, nijedna biljka se ne pomera u prostoru, sa jednog mesta na drugo. Kao jasna suprotnost, sve životinje su u pokretu – to znači da su *animirane*. Dosta je interesantno da latinska reč *animus* znači „svesnost".

Ako se krećete naokolo i ako ste višećelijski organizam, onda imate, u najmanju ruku, primitivnu vrstu mozga. Značaj, koji za pokretna stvorenja ima posedovanje neke vrste mozga, najbolje je ilustrovan jednim zapažanjem koje je prvi napravio pokojni car Japana, Hirohito, čiji je strastveni hobi bilo proučavanje morskih živih bića. Radi se o tunikati (plaštašu), tačnije jednoj vrsti ascidija. Kada je nezrela, larva ascidija provodi vreme plivajući naokolo: ne samo da je sposobna za koordinisano kretanje, već ima i primitivni organ senzitivan na vibracije, koji se grubo može uporediti sa ušima, kao i primitivni organ osetljiv na svetlost, približno analogan očima. Zapravo, može se reći da ascidija poseduje skroman mozak. Međutim, kada postane zrela, odrasla jedinka, ascidija menja svoj način života i pričvršćuje se za kamen. Više ne mora da pliva naokolo, jer sada živi filtrirajući morsku vodu. U tom stadijumu, ascidija zapravo vrši zadivljujući proces konzumacije svog sopstvenog mozga.

Putokaz ka funkcionisanju mozga, koji ova priča pruža, jeste da vam je mozak potreban samo kada se krećete. Za stacionarne životne forme mozak više nije neophodan. Poenta je u tome da, za životinju koja se kreće, postoji interakcija sa okolinom koja se neprestano menja. Treba vam organ koji će vam vrlo brzo reći šta se dešava i, što je najvažnije, koji će vam omogućiti da odgovorite na to što se dešava, da pobegnete od predatora ili da jurite za plenom. Tako je mozak, u bilo kom obliku, veličini i stepenu sofisticiranosti, nekako povezan, na vrlo fundamentalan način, i kao posledica i kao uzrok kretanja, sa osiguravanjem preživljavanja. U zavisnosti od načina života životinje, postoje različite vrste kretanja. Majmun se njiše sa okretnošću umetnika na trapezu, orao precizno jedri vazduhom, sve noge stonoge su u koordinaciji; sve su to primeri specijalizovanih pokreta prilagođenih određenom načinu života.

Kako se zaista postiže bilo koja vrsta kretanja? Kontrakcija odgovarajućeg mišića se dešava, pošto je, duž kičmene moždine, poslat signal iz mozga. Nervi, koji kontrolišu sve različite mišiće, izlaze iz kičmene moždine u određenom poretku, zavisno od lokacije mišića u telu. Kod ljudi sa povređenom kičmom, sposobnost kretanja je smanjena u stepenu koji zavisi od nivoa kičmene moždine u kom se povreda nalazi.

Ponekad kičmena moždina može da funkcioniše manje-više autonomno, bez instrukcija ili kontrole koju mozak šalje nishodnim putevima. Takvi pokreti su refleksi. Refleks se može definisati kao utvrđeni odgovor na određeni okidač – najočigledniji primer je trzaj kolena. Refleks trzaja kolena se okida kada se lupne po kolenu, a kao odgovor se desi šutiranje donjim delom noge. Neurofiziolozi nazivaju ovu poznatu sekvencu događaja „refleksom istezanja", jer udar u kritičnu tačku na kolenu izaziva efekat kompresije, pritiska, na tetivu, kojom je pričvršćen mišić donjeg dela noge, čime se vrši dodatni pritisak na mišić i on se isteže. Da bi kompenzovao ovo izduživanje, mišić se kontrahuje, zbog čega noga ide unapred.

Naš normalni repertoar pokreta nema fiksirane odgovore na prilično veštačke okidače, kao što je osetljivi čekić neurologa. Mi ne čekamo nekog da nas lupne po kolenu da bismo šutnuli nogom. Mnogi od pokreta koje pravimo – kao što su hodanje, plivanje i trčanje – uključuju kompleksniju koordinaciju više grupa mišića. Ali, čak i ovi pokreti su, na neki način, poluautomatski. Ovu vrstu ritmičnih, podsvesnih pokreta izazivaju signali koji se spuštaju iz produžene moždine (videti Poglavlje 1). Različite grupe neurona iz ovog regiona šalju niz kičmenu moždinu, signale koji će dovesti do odgovarajuće kontrakcije mišića u vidu ponavljajuće sekvence.

Postoje četiri takva moždana motorna puta koji se spuštaju iz produžene moždine do kičmene moždine. Jedan je odgovoran za polurefleksne ritmične pokrete, kao što je plivanje, dok drugi koordiniše pokrete sa vizuelnim i senzornim informacijama; sledeći je važan za ravnotežu, dok četvrti motorni put posreduje u kretanju pojedinačnih ekstremiteta. Međutim, postoji još jedan tip pokreta, koji smo skloni da uzimamo zdravo-za-gotovo, i koji nije kontrolisan nijednim od ova četiri sistema: to su fini pokreti prstima. Primati se razlikuju od svih ostalih životinja po spretnosti ruku. To nam omogućava da oblikujemo i koristimo oruđa i tako postignemo način života koji druge vrste nikada neće biti u stanju da realizuju. Spretnost violiniste, na primer, gde su brzi, kontrolisani, nezavisni pokreti prstiju presudni, predstavlja spektakularni podvig evolucije.

Za razliku od ostalih nishodnih kičmenih puteva koji se koriste za kontrakcije mišića, poruke koje iniciraju i kontrolišu fine pokrete prstiju, ne nastaju u produženoj moždini na vrhu kičmene moždine, već na samom vrhu mozga, u vrpčastom regionu korteksa koji se pruža preko mozga, pomalo kao traka za kosu, i poznat je kao motorni korteks (videti Poglavlje 1). Motorni korteks kontroliše fine pokrete tako što šalje signale direktno u prste. On, takođe, indirektno utiče na pokrete tako što šalje druge signale u centre četiri motorna puta u produženoj moždini, koji zauzvrat aktiviraju odgovarajuće kontrakcije mišića. Različiti delovi motornog korteksa su odgovorni za kontrolu različitih delova tela. Moglo bi se pretpostaviti da taj raspored korespondira sa veličinom telesnih delova o kojima se radi – to jest, da vrlo malu zonu, kao što je ruka, kontroliše vrlo mali deo motornog korteksa, dok bi velika zona, kao što su leđa, imala lavovski deo motornog korteksa za kontrolu pokreta. Međutim, ništa nije dalje od istine.

Ispostavilo se da je presudni faktor preciznost pokreta koju telesni deo treba da poseduje. Što se precizniji pokreti izvode, to će veća zona mozga biti njima posvećena. Prema tome, šake i usta imaju ogromnu zastupljenost u motornom korteksu, u poređenju sa nadlakticom i leđima, koji skoro uopšte nisu zastupljeni. Pokreti koje pravite leđima i nisu tako fini i precizni. (Videti Sliku 4.)

Motorni korteks ima osnovnu ulogu u generisanju pokreta: ne samo da ima direktnu kontrolu nad nekim od mišića koji kontrolišu ruke, a tako i precizne pokrete, već ispoljava i hijerarhijski uticaj na preostala četiri motorna puta za kontrolu pokreta. U prethodnom poglavlju je odbačena ideja o pojedinačnom komandnom centru za bilo koju funkciju, ali sada, izgleda sigurno, da je motorni korteks dovoljno kvalifikovan da bude „Centar pokreta" mozga.

Ali ne sasvim. Iako motorni korteks ima presudnu ulogu u kontroli pokreta, ipak nema monopol. Dve druge zone su, takođe, dostojni kandidati za titulu centra pokreta: bazalne ganglije i cerebelum. Ako je bilo koji od ovih regiona, koji su udaljeni od motornog korteksa, povređen, i sposobnost izvođenja pokreta je dramatično poremećena, na različite načine.

Za cerebelum, mali mozak na zadnjem delu glavnog mozga, videli smo u Poglavlju 1 da ima funkciju koja, po svoj prilici, dominira načinom života živine i riba, mnogo više nego što utiče na naš način života. Za kljucanje hrane ili plivanje u moru je neophodno imati sposobnost da se informacije, koje neprestano pristižu putem čula, koordiniraju sa odgovarajućim pokretima. Nema vremena za razmišljanje ili planiranje pokreta, dok se druge životinje približavaju mrvicama hrane u dvorištu. Moguće da je tada cerebelum bitan za automatske pokrete inicirane spoljnim događajima, a ne internalizovanim proaktivnim misaonim procesima.

Zaista je izuzetan podatak da je, još 1664. godine, lekar Tomas Vilis (Thomas Willis), takođe imao ovakvo gledište na cerebelum, koji je on nazivao cerebel. Vilis je cerebelum video kao strukturu potpuno izolovanu od ostatka mozga, odgovornu za nesvesne pokrete:

Cerebel je posebna fontana životinjskog Duha, dizajnirana za neka dela, potpuno odvojena od Mozga. U Mozgu ... sve spontane kretnje, tačnije one kojih smo svesni i koje želimo, se izvode... Ali, duhovi koji nastanjuju Cerebel, vrše neprimetno i tiho svoja dela Prirode, bez našeg znanja ili brige [Vilis, *Cerebri Anatome Nervorumque descriptio et usus* (London: 1664), p.111]

Tri stotine godina kasnije, ovaj opis i dalje može da se primeni. Pacijenti sa povredom cerebeluma mogu da se kreću, ali na nespretan način. Oni imaju posebne teškoće sa

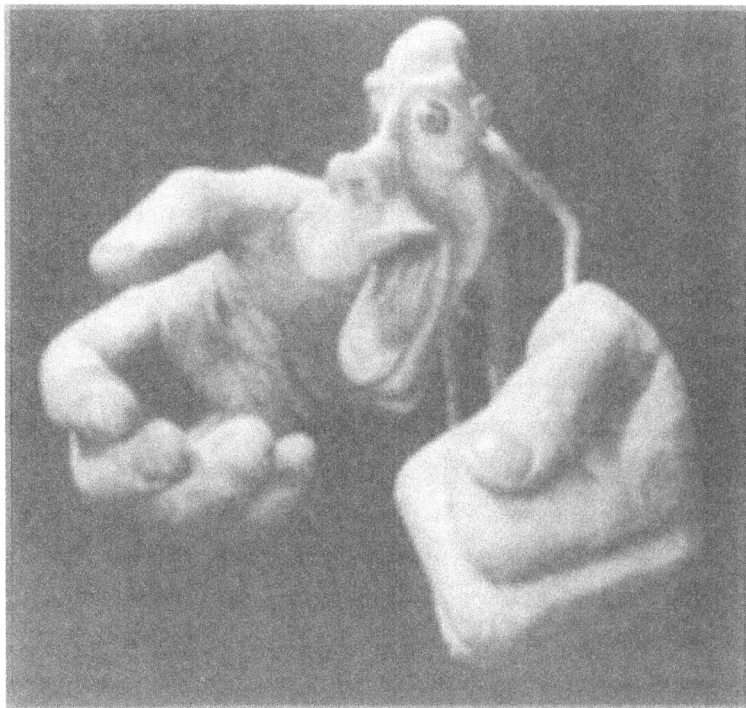

SLIKA 4: Rekonstrukcija ljudskog tela u skladu sa prostorom u korteksu posvećenom svakom delu tela koji vrši pokrete. Treba primetiti da je najveći broj moždanih ćelija koje kontrolišu usta i šake. (Iz Britanskog muzeja prirodne istorije).

pokretima koji zahtevaju senzorno-motornu koordinaciju koja karakteriše vešte pokrete, kao što je sviranje klavira ili ples. Cerebelum je važan za pokrete kod kojih postoji konstantna povratna sprega sa vašim čulima, što, zauzvrat izaziva ili utiče na sledeći tip pokreta. Zamislite, na primer, da treba da pratite prstom komplikovanu šaru na papiru. Vaše oči drže vašu šaku pod stalnim nadzorom. Za ljude sa cerebelarnim oštećenjem, ovakav pokret je naročito težak.

Ljudi vrše mnogo sofisticiranih aktivnosti, koje ne zavise od trenutnih okidača iz okruženja. Naš fleksibilan i raznovrstan repertoar pokreta smanjuje centralizam cerebeluma, u pogledu veličine frakcije mozga koju cerebelum čini u našem mozgu, u poređenju sa živinom ili ribama. Bez obzira na sve, cerebelum je vitalno važan, budući da senzorno-motorna koordinacija koju on obavlja, pruža potporu veštim pokretima, koji su takođe tip pokreta koji ne zahteva svesno mišljenje. Ovi pokreti se usavršavaju kroz praksu, dok ne postanu skoro podsvesni. To je razlog, zbog čega je cerebelum nazvan „autopilotom" mozga. Ovaj epitet se dobro slaže sa opisom koji je, davno, formulisao Vilis.

Postoji još jedna vrsta podsvesnih pokreta, koju ne modifikuju novopridošle informacije dobijene putem čula. Za razliku od pokreta koje kontroliše cerebelum, ovi pokreti su asocirani sa bazalnim ganglijama i ne mogu se promeniti, pošto se jednom iniciraju. Ovi „balistički" pokreti podsećaju na topovsko đule koje izleće iz otvora topovske cevi: pošto se jednom startuje, ne može se zaustaviti i njegova putanja se ne može modifikovati. Kad se izvede udarac u golfu, loptica može i dalje podrugljivo ostati na držaču, jer se pokret ne može korigovati u poslednjem trenutku: to je, bukvalno, princip „pogotka-ili-promašaja".

Bazalne ganglije su zona mozga asocirana sa ovim balističkim pokretima, i to je zapravo, grupa od nekoliko međusobno povezanih moždanih regiona. Ako se bilo koji od ovih regiona povredi, to će imati razorne posledice na sposobnost izvođenja pokreta. U zavisnosti od toga koji je deo bazalnih ganglija oštećen, to mogu biti divlji, nevoljni pokreti (Hantingtonova horea), ili, potpuno suprotno, može doći do teškoća u vršenju bilo kakvih pokreta, u kombinaciji sa ukočenošću mišića i drhtanjem – tremorom (Parkinsonova bolest). Hantingtonova horea i Parkinsonova bolest pogađaju dva različita dela bazalnih ganglija (Hantingtonova horea pogađa strijatum, dok Parkinsonova bolest pogađa supstanciju nigru), koji, u normalnim uslovima, funkcionišu po principu nadjačavanja, kao da su u klinču, pomalo nalik na klackalicu ili na obaranje ruku. U normalnim uslovima, kao kod klackalice ili kod obaranja ruku između dva podjednaka protivnika, jedan moždani region drži drugi pod kontrolom.

Ali, zamislite situaciju da je jedna osoba na klackalici mnogo lakša, ili da je jedan protivnik u obaranju ruku mnogo slabiji od drugog: ravnoteža se narušava. Prema tome, ako jedan moždani region ima smanjenu aktivnost, ovaj drugi postaje preterano aktivan. Izgleda da upravo ova neuravnoteženost aktiviteta dovodi do abnormalnih pokreta. U slučaju Hantingtonove horee, region koji oslabljeno učestvuje u tom dijalogu, strijatum, nalazi se bliže prednjem delu mozga; u drugom slučaju, kod Parkinsonove bolesti, supstancija nigra, crno obojeni region u obliku brkova, koji se nalazi više ka zadnjem delu mozga, ima smanjenu dominantnost.

Pošto su ova dva regiona, u normalnim uslovima, tako blisko međusobno povezana, svaki lek koji uspostavlja ravnotežu snaga među njima biće efikasan. U Parkinsonovoj bolesti, lekovi koji smanjuju aktivnost u strijatumu imaju sličan efekat kao oni koji pojačavaju aktivnost u supstanciji nigri. Obrnuto, bilo koji lek koji redukuje aktivnost u supstanciji nigri ili povećava aktivnost u strijatumu štetan je u Parkinsonovoj bolesti, ali vrlo koristan u Hantingtonovoj horei. Čak i u okviru jednog višestrukog moždanog regiona, kao što su bazalne ganglije, sami sastavni delovi nisu autonomni, već funkcionišu u neprestanom međusobnom dijalogu.

Prema tome, ipak nema jedinstvenog centra za pokret. Umesto toga, pokreti su razdvojeni – iako mi nismo svesni da se to dešava – u različite tipove kontrolisane od strane različitih osnovnih zona mozga. Međutim, čak i ove različite moždane zone, kao što su cerebelum i bazalne ganglije, ne fukcionišu kao autonomne jedinice, već su i one u dijalogu sa različitim delovima spoljašnjeg sloja mozga, korteksa. Cerebelum, na primer, ima jake veze sa delom korteksa koji je odvojen od motornog korteksa i nalazi se ispred njega (to je lateralna premotorna zona), dok su bazalne ganglije u bliskom kontaktu sa još jednom zonom korteksa, poznatom kao suplementarna motorna zona. I zaista, oštećenje suplementarne motorne zone može dovesti do poremećaja koji upadljivo podseća na Parkinsonovu bolest.

U normalnoj situaciji je privlačno, mada i spekulativno, posmatrati subkortikalne regione kao kontrolore pokreta koji ne zavise ni od kakvog uticaja svesnog razmišljanja. Na primer, pritiskanje kočnice, ako je svetlo na semaforu crveno, izgleda kao automatski pokret, koji je, u stvari, asociran sa cerebelumom. Nasuprot tome, ako konačno odlučite da se izvučete iz fotelje, nedeljom popodne, taj pokret zahteva vrlo malo svesnog planiranja. Nema neposrednog senzornog okidača, ali ustajanje je, uprkos tome, automatsko. Neki neurofiziolozi idu tako daleko da ovaj tip pokreta nazivaju „motorni program". Koji god da je naziv, ovaj tip pokreta sa unutrašnjim okidačem, koji većina nas uzima zdravo za gotovo, je kontrolisan od strane bazalnih ganglija. Međutim, ovaj pokret je naročito težak za pacijenta sa Parkinsonovom bolešću. Bazalne ganglije i cerebelum, u ovim slučajevima, oslobađaju korteks koji tako može da se bavi drugim funkcijama, težim od zadatka kontrole pokreta iz minuta u minut. S druge strane, za neke pokrete, bilo da su balistički ili senzorno izazvani, potrebna je svesna kontrola, različitog stepena. U tom slučaju, suplementarna motorna zona i lateralna motorna zona potpunije dominiraju u dijalogu sa svojim subkortikalnim partnerima, bazalnim ganglijama i cerebelumom (suplementarna motorna zona sa bazalnim ganglijama, a lateralna motorna zona sa cerebelumom).

Generisanje pokreta je ukupni rezultat zajedničkog rada mnogih moždanih regiona, slično kao što pojedinačni instrumenti stvaraju simfoniju. Tip pokreta koji se izvodi, da li zahteva svesnu kontrolu ili ne, odrediće koji će, tačno, moždani regioni biti angažovani. Patološka stanja, kao Parkinsonova bolest, rasvetlila su šta se dešava ako dijalozi među moždanim regionima postanu suviše jednostrani.

Ali ideja o „centru" za različite funkcije u mozgu je toliko intuitivno privlačna, da je teško odbaciti je. Možda ćemo imati više sreće sa čulima. Za razliku od pokreta, čula nam nude jasan stimulus – bilo da je to svetlost, prasak, štipanje ili ukus maline – pri čemu možemo da pratimo sudbinu „signala" dok se obrađuje na različitim nivoima u mozgu. Možda će nas tako jasna staza dovesti, prirodno, do konačnog vizuelnog centra, centra sa sluh i tako dalje.

Baš kao što postoje motorni putevi, koji izlaze iz mozga preko kičmene moždine, da bi kontrolisali mišiće i tako pokrete, tako postoje i dolazni signali koji se, kao što smo videli u Poglavlju 1, šalju uz kičmenu moždinu do mozga. Ovi signali se odnose na dodir i bol, i nazivaju se somatosenzorni sistem. Izazvani tačkom kontakta u kojoj, na primer, igla probuši kožu, lokalni nervi u koži prenose signale do kičmene moždine. Ovi signali se zatim prenose i dalje od kičmene moždine i stižu do najudaljenijih granica mozga, do zone malo iza motornog korteksa, poznatoj kao somatosenzorni korteks.

Postoje dva glavna puta koji idu kroz kičmenu moždinu do somatosenzornog korteksa: jedan, evoluciono stariji, se prvenstveno odnosi na bol i temperaturu, dok drugi, noviji, sistem prenosi precizne signale u vezi sa dodirom. Ovakva organizacija ima intuitivnu privlačnost po tome što izgleda logično da je prostiji, utvrđeni sistem zadužen za osnovne faktore preživljavanja, kao što su bol i temperatura, dok složenije veštine, koje uključuju i preciznost dodira, dobijaju na važnosti kako organizam evoluira.

Različiti neuroni somatosenzornog korteksa odgovaraju na dodir u različitim delovim tela. Možda biste očekivali da impulse iz vaše šake, koja je relativno mali deo vašeg tela, registruju neuroni u vrlo malom delu korteksa. Međutim, baš kao što smo videli za motorni korteks, ne postoji direktno poklapanje telesnih zona sa zonama somatosenzornog korteksa. Šake i usta su reprezentovani u vrlo velikoj disproporciji.

Ovakav pristrasan raspored neurona ima smisla. Kao što šake i usta, preko velike zastupljenosti neurona u motornom korteksu, omogućavaju sviranje violine ili govorenje, tako ti isti delovi tela zadobijaju veliki broj neurona u somatosenzornom korteksu. Važno je da usta i šake budu najosetljiviji na dodir, jer hranjenje i doticanje predmeta rukama, spadaju među najosnovnija ljudska ponašanja. Ako ste nekad dobili lokalnu anesteziju kod zubara, znate kako se onesposobljeno osećate kad nemate osećaj za pokret ili dodir, čak i u vrlo malom delu usta.

Ova razlika u osetljivosti na dodir u različitim delovima tela se može vrlo lako demonstrirati. Ako se dve iglice postave relativno blizu jedna drugoj i onda se blago njima pritisne na različite delove tela, to će biti zabeleženo ili kao jedan ubod ili kao dva, što zavisi od toga gde se njima pritisne, iako je rastojanje među iglicama uvek isto. Na primer, na krstima, gde je osetljivost slaba, zbog skromne zastupljenosti u ćelijama korteksa, ubod sa dve iglice postavljene relativno blizu jedna drugoj, biće detektovan samo kao jedan ubod. Nasuprot tome, kada se iglice pritisnu na vrhove prstiju, za koje postoji veliki broj odgovarajućih neurona u korteksu, adekvatno senzitivna poruka koju će ovi neuroni preneti je da su to bila dva uboda. Zastupljenost odgovarajućih delova tela u mozgu zavisi od važnosti tog dela tela za dati zadatak. Ali, kako se mozak snalazi sa informacijama koje stižu kroz specijalizovane organe i koje ne zavise ni od poruka koje se prenose putem kičmene moždine ni od različitih uticaja iz drugih delova tela? Kako mi uopšte započinjemo gledanje i slušanje?

Za mnogo jednostavnije načine života, sa jednostavnijim nervnim sistemom, nema potrebe za bogatom tapiserijom vizualnih slika. Žaba bi imala malo koristi kad bi mogla da razlikuje fine detalje na slici *Mona Liza,* na primer. U žabljem svetu, sve što žaba želi da zna jeste da li su predatori ili plen u blizini: mrežnjača (retina) žabe se zato razvila tako da bude osetljiva samo na senke, koje bacaju ili grabljivci ili plen koji bi žaba mogla da pojede, pre svega muve koje lete naokolo. Fini detalji predmeta su irelevantni i zato ih oči žabe prosto i ne registruju. Ako se žabi pokaže zapušač od plute koji se njiše na uzici, i u grubim crtama podseća na muvu koja leti tamo-amo, žaba će napraviti sve pokrete kao da lovi i jede muvu i to ne znači da će samo izbaciti jezik da uhvati muvu, već i da će, takođe, oblizati i usne.

Opšte pravilo u životinjskom carstvu je da, što je oko kompleksnije ili relativno veće u odnosu na telo, to je manji ostatak mozga. Veći deo obrade će se vršiti na ranijim stupnjevima, u perifernom organu, nego kod sofisticiranijih tipova mozga gde dolazne informacije još nisu toliko obrađene. Insekti imaju složene oči koje liče na staklene kupole od velikog broja okana i nalaze se sa obe strane glave. Svako oko se sastoji od oko deset hiljada pojedinačnih delića, što znači deset hiljada faceta usmerenih u različitim pravcima. Neki insekti imaju i do trideset hiljada takvih faceta. Svetlost se usmerava kroz svaki takav modul, tako da dolazi do velikog uveličavanja. Međutim, po ljudskim merilima, rezultat je daleko od idealnog, budući da sočiva u facetima ne mogu da se fokusiraju. Za insekta je znatna prednost to što se veliko vidno polje projektuje na mali broj ćelija, pri čemu insekt ne pomera glavu. Što je više faceta, to će i slika biti detaljnija. Ovaj tip očiju je vrlo osetljiv na bilo kakvu vizuelnu promenu u okruženju, kao i na ravan prostiranja polarizovane svetlosti: međutim, složeno oko ne može dati visok stepen rezolucije.

Ljudsko oko je znatno drugačije: u obliku je loptice i sastoji se iz dva glavna dela, razdvojena sočivom. Sočivo je providna, elastična, konveksna struktura, pričvršćena za ligamente koji joj kontrolišu oblik, a taj oblik se može menjati iz trenutka u trenutak, u zavisnosti od toga da li želite da gledate u daljinu ili na kratku razdaljinu. Zajedno sa rožnjačom (korneom), koja se nalazi na prednjem delu oka, sočivo nam pomaže da fokusiramo pogled. Obojena dužica (iris), koja veoma varira od osobe do osobe, reguliše prolaz svetlosti tako što skuplja ili širi zenicu (pupila). Prostor u prednjem delu oka, između rožnjače i sočiva, ispunjen je vodnjikavom tečnošću. Nasuprot tome, u drugom delu, koji čini veći deo oka, šupljina je ispunjena želatinoznom supstancom.

U zadnjem delu oka je mrežnjača (retina), koja predstavlja zonu gde se slika detektuje. Ako pogledate mrežnjaču pod mikroskopom, videćete klupko ćelija koje formiraju naizgled zamršenu masu koja pomalo liči na mrežu – otuda i ime, mrežnjača, odnosno retina, od latinskog *rete,* što znači „mreža". Ove ćelije u mrežnjači odgovaraju na svetlosne promene tako što menjaju električni signal koji se prenosi do još dve relejne grupe ćelija, pre nego što stigne do samog mozga, preko snopa vlakana, koji se naziva optički nerv.

Izlazna tačka u kojoj ovaj nerv napušta mrežnjaču i zariva se u mozak, jeste „slepa mrlja", u kojoj, očigledno, nema mesta za ćelije osetljive na svetlost. Slepa mrlja je malo pored središta oka, blizu nosa. Na drugoj strani od središta oka, blizu uha, je oblast mrežnjače koja se naziva fovea. Fovea je malo udubljenje u kome je velika koncentracija određenog tipa ćelija osetljivih na svetlost. Ako svetlost pogodi ovu oblast, vid je optimalan, pošto ima više ćelija da obave posao. Ptice grabljivice mogu imati, u svojoj fovei, i do pet puta veću koncentraciju ćelija, nego što imaju ljudi. Šta više, za razliku od ljudi, orlovi imaju dve fovee. Jedna, fovea za traganje, služi za bočno gledanje, dok fovea za gonjenje služi za procenjivanje dubine, što se radi sa oba oka.

Za razliku od ljudi, sve ptice imaju oči fiksirane u dupljama. Da bi pomerile oči, ptice moraju da okrenu celu glavu i vrat. Naš način života bi bio drastično ugrožen, ako ne bismo mogli da pomeramo oči tamo-amo, bez okretanja glave – zamislite, na primer, kako bismo čitali! Međutim, i kod orlova i kod ljudi, svetlost (elektromagnetni talasi) putuju kroz očnu jabučicu i prodiru kroz dva spoljašnja sloja mrežnjače da bi ih obradile ćelije osetljive na svetlost. Posebne ćelije, osetljive na boju, nazivaju se čepići, dok se drugi tip fotosenzitivnih ćelija označava kao štapići. Ovi štapići služe za vid u tami, prepuštajući da tri tipa čepića odgovaraju, uglavnom na jednu, od tri osnovne boje: crvenu, zelenu ili plavu. U okviru elektromagnetnog spektra, ljudsko oko može detektovati samo vrlo mali deo kao vidljivu svetlost: između 400 i 700 nanometara, od ukupne skale koja ide od 10 metara, što je talasna dužina AM radio talasa, do manje od nanometra, što je opseg talasnih dužina iks i gama zraka.

Kako se svetlost, zapravo, registruje u mozgu? Neophodno je da se svetlost prvo, u mrežnjači, konvertuje u električne impulse. U mraku se, iz štapića, konstantno oslobađa hemijski prenosnik (eng. messanger), koji deluje na naredne relejne ćelije u mrežnjači. Specijalna hemikalija (rodopsin) u štapićima će apsorbovati svetlosni signal. Apsorpcija svetlosti će dovesti do promene ove hemikalije, što će dalje pokrenuti kaskadu hemijskih reakcija u ćeliji. Krajnji rezultat ovih reakcija u štapiću je promena njegovih električnih osobina.

Upravo ova promena električnih osobina, tačnije voltaže, napona, koji štapić inače generiše, dovodi do promene poruke koja se prenosila dok je trajao mrak. Što se tiče drugog tipa ćelija osetljivih na svetlost, čepića, proces obrade počinje zahvaljujući selektivnosti različitih čepića koji odgovaraju na određeni opseg svetlosti, sa maksimalnom osetljivošću za crvenu, zelenu ili plavu talasnu dužinu. Različite boje ekscitiraju različite kombinacije čepića u različitim proporcijama. Na primer, određena talasna dužina dovodi do ekscitacije istog broja crvenih i zelenih čepića i tako se opaža kao žuta boja.

Videli smo da se elektromagnetni talasi konvertuju u električne signale u ćelijama mrežnjače. Međutim, mrežnjača ne prenosi podjednako i jednoobrazno signale o svemu što se nalazi u vašem vidnom polju. Slika koja se prenosi do mozga puna je velikih predrasuda. Na primer, ako u okviru predmeta postoji velika jednolična zona, tada će se preneti samo slabi signali, ali, ako postoji kontrast, vizuelni signali će biti vrlo jaki. Jedino što zaista zanima mrežnjaču jeste da detektuje promenu. Ali, promena se ne dešava samo u prostoru, sa kontrastnim ivicama; postoji i promena u vremenu, a to je pokret. Mrežnjača može da se adaptira tako da više ne reaguje na nepomične predmete, ali da i dalje može da šalje signale o pokretu. Da biste shvatili ovu sklonost ka promenljivim stanjima koju nervni sistem ima, pomislite na to kako je trepćuće svetlo uočljivije od neprekidnog. Neka promena u situaciji oko nas, može imati veći uticaj na naš opstanak, nego sve ostalo što se ne menja i ostaje isto.

Sama očna jabučica ne predstavlja celokupni centar vida; ona je, pre, ulazna kapija kroz koju svi važni signali stižu do mozga za dalju obradu pre nego što bilo šta vidimo. Iz mrežnjače, ćelije šalju električne signale duž vlakana, koja izlaze kroz slepu mrlju i ulaze duboko unutar mozga, u talamus (*thalamus*), što znači „soba" na grčkom. Ova moždana struktura, koja zauzima znatan procenat srednjeg dela mozga (*diencephalon*-a), dalje prenosi signale do vizuelnog korteksa, spoljašnjeg sloja na potiljku. Proučavanja ljudi koji su izgubili delove vizuelnog korteksa, pružila su neurofiziolozima neke vrlo korisne i interesantne informacije za bolje razumevanje procesa koji se dešavaju u ovoj zoni i koji nam omogućavaju da vidimo.

Na primer, žrtva moždanog udara u četrdesetim godinama života, imala je oštećene ćelije u vrlo lokalizovanom regionu unutar vizuelnog korteksa. Iako je ona mogla da vidi sve nepokretne objekte podjednako dobro kao i drugi ljudi, ipak nije mogla da vidi objekte koji se kreću. Ako bi, na primer, sipala čaj, njoj se činilo da gleda nešto zamrznuto, kao glečer. Zato nije bila sposobna da obavi tu aktivnost, pošto nije mogla da prestane sa sipanjem čaja: nije mogla da vidi kako raste nivo tečnosti u šolji da bi znala kada treba da stane. Ova pacijentkinja je takođe izjavila da joj konverzacija predstavlja problem, jer kada razgovara sa ljudima, ne može da primeti pokrete usta osobe koja govori. Čak i gore i opasnije od toga je bilo to što nije mogla da prati kretanje automobila: prvo bi kola bila na jednom mestu, a onda bi je odjednom skoro pregazila. S druge strane, ova žena je mogla da detektuje kretanje preko svojih drugih čula, sluha ili dodira.

Slična situacija je zabeležena posle Prvog svetskog rata, kada su doktori detaljno pregledali ljude sa povredama glave, zadobijenim u bitkama. Jedan lekar iz tog doba, Džordž Ridok (George Ridoch), proučavao je ove pacijente: on je zabeležio da među njima ima ljudi koji, za razliku od dame o kojoj smo malo pre diskutovali, mogu da vide kretanje, ali ne mogu da vide oblik ili boju. Često, svako sa normalnim vidom može da doživi sličan fenomen: ako se nešto kreće u vašem ekstremno perifernom vidnom polju, vi ćete biti svesni kretanja, ali zatim biste morali da okrenete glavu da biste tačno videli šta je to što se kreće.

Takođe, postoje osobe koje vide oblik i kretanje, ali ne mogu da vide boju. Svet koji se sastoji samo od nijansi sive boje, bio bi sudbina onih osoba koje imaju ili manjak čepića u mrežnjači, ili oštećenje kritičnih regiona sa obe strane glave. Međutim, ako je mozak oštećen samo sa jedne strane, tada bi polovina sveta bila u boji, a polovina bi bila crno-bela.

Konačno, neki pacijenti sa povredom vizuelnog sistema mogu videti kretanje i boju, ali ne i oblik. *Agnozija,* od grčke reči koja znači „nesposobnost prepoznavanja", jeste oboljenje koje karakteriše sposobnost da se objekti vide, ali da se pri tom ne identifikuju. Agnozija može varirati po jačini, od pacijenta do pacijenta, a čak i kod istog pacijenta, kome se uočavanje oblika može poboljšavati, s vremena na vreme. Stručnjak za vid, Semir Zeki (Semir Zeki), pretpostavlja da je razlog za varijabilnost ovog naročitog oboljenja u sledećem: ako se kompleksni oblici postepeno spajaju u mozgu počevši od manje kompleksnih šablona, onda se, možda, ovaj postepeni proces konstrukcije može, kod različitih ljudi, zaustaviti na različitim stupnjevima. Neki pacijenti bi tako imali obimniji vizuelni repertoar od drugih. Zeki pretpostavlja da razumevanje i viđenje nisu dva razdvojena procesa, već da su neraskidivo povezani: ako nešto vidite, automatski ćete to i prepoznati. S druge strane, ako ne vidite predmet pred sobom, Zeki objašnjava da je to zato što je došlo do kolapsa viših integrativnih procesa u vizuelnom korteksu, koji služe za prepoznavanje kompleksnih oblika. Očigledno je da tada ne biste prepoznali predmet. Bili biste, u većoj ili manjoj meri, „slepi za oblike".

Pošto smo razmotrili ove pomenute slučajeve, jasno je da se viđenje oblika, kretanja ili boje može dešavati nezavisno jedno od drugog. Trenutno shvatanje je da se, kod ljudi, viđenje obavlja, delom, putem paralelnih procesa, što znači da mi simultano obrađujemo vizuelne signale, ali u različitim delovima mozga. Različiti aspekti našeg viđenja, oblik, boja, kretanje, nama izgledaju kao skladna celina, ali se u stvari, obrađuju, bar delimično, u različitim sistemima koji su povezani preko prenosnika, raspoređenih od mrež-njače pa do potiljka glave. Prema tome, kao što smo videli i na primeru kretanja, možemo uočiti da različiti regioni mozga rade zajedno da bi doprineli onome što smatramo jedinstvenom funkcijom, u ovom slučaju procesu viđenja. Velika misterija je, kako se to sve ponovo spaja? Gde mi to, u svom mozgu, spajamo sve paralelne vizuelne signale u je-dan entitet?

Neki smatraju da se konvergencija ovih različitih puteva dešava u određenim delovima mozga, na sličan način kao što se železničke pruge spajaju u Grand Central stanici (ve-lika železnička stanica u Njujorku, *prim.prev.*). Ovakav sce-nario je, u izvesnom smislu, savremena verzija frenološke doktrine koju smo razmatrali u prethodnom poglavlju. Za-mislite samo da imamo moždani ekvivalent jedne ili više Grand Central stanica u svojoj glavi: ako bi takva oblast bi-la oštećena, proizlazi da bi čulo vida bilo potpuno izgublje-no. Ali, takav se scenario nikad ne ispunjava. Prema tome, imamo još jedan primer da mozak nije organizovan kao jed-nostavan skup mini-mozgova. Veze među moždanim regio-nima nisu usmerene tako da konvergiraju u neki izvršni cen-tar, već su, najverovatnije, u vidu uravnoteženih dijaloga između ključnih moždanih regiona, nalik na ono što smo videli za kontrolu pokreta.

Ipak, ni ovakav scenario interaktivnih, paralelnih mož-danih regiona ne rešava jednu od najvećih misterija neuro-fiziologije: kako mi zapravo vidimo? S jedne strane, učinjen je veliki napredak u razumevanju kompleksnih stupnjeva u vizuelnoj obradi nekog objekta: sada se zna koji su delovi mozga aktivni tokom viđenja i to u kom trenutku i pod kakvim uslovima. Ali, do takvih moždanih aktivnosti može doći i kada je mozak potpuno anesteziran, kada nema nikakve svesnosti. Niko još nije ukazao na pojedinačni događaj koji se dešava samo u budnom, a ne u anesteziranom mozgu, i pri kome bi se svesno posredovanje u vizuelnom procesu moglo nedvosmisleno identifikovati kao fiziološko-anatomski mehanizam ili fenomen.

Zagonetka postaje složenija posle zapažanja da postoji jasna razdvojenost moždanih vizuelnih procesa i svesnog stanja kod potpuno budnih pacijenata. Prvo zabeleženo oboljenje se ponovo desilo kao posledica povrede glave u Prvom svetskom ratu, a kasnije, 70-ih godina dvadesetog veka, nazvano je „vid-na-slepo" (eng. blind sight). Pacijenti sa ovim oboljenjem su slepi u određenom delu svog vidnog polja, ali ako im se zatraži da „pogode" gde se nalaze predmeti postavljeni u taj slepi deo vidnog polja, ipak mogu da pokažu ove predmete, iako tvrde da ne mogu da ih vide. Očigledno, mozak i dalje funkcioniše, ali je izgubljena svest o viđenom predmetu. Neki, kao Zeki i fizičar Erik Hart (Eric Harth), smatraju da je anatomski integritet neuronskih ciklusa najvažniji. Kako smo videli ranije, možemo posmatrati moždane regione kao da su na klackalici, pri čemu je uravnoteženost među njima, to jest njihova interakcija važnija nego što je ijedan individualan region sam sa sebe. Hart pretpostavlja da ne samo da se signali koji se odnose na čula, šalju na obradu u korteks, već, za uzvrat i korteks može da šalje signale koji treba da presretnu dolazeću navalu informacija i da je modifikuju. Što je snažnije ovo presretanje od strane korteksa, to će konačno svesno iskustvo biti dalje od objektivnih spoljašnjih događaja i imaće više idiosinkrazija. Zeki takođe koristi ove puteve povratne sprege u svojoj interpretaciji „slepog vida“.

Zeki pretpostavlja da je „slepi vid“ posledica prekida u ovom izbalansiranom sistemu. Obrada signala se i dalje može odvijati u mozgu, ali svesno viđenje je obustavljeno, budući da određeni putevi, koji inače omogućavaju dijaloge između moždanih regiona, više nisu u funkciji. Međutim, ova ideja se ne poklapa potpuno sa posebno interesantnim zapažanjima u vezi sa obolelim od „slepog vida“: stvarni stepen fizičkog oštećenja u određenim moždanim regionima ne mora biti jedini faktor koji određuje kako će se pacijent ponašati. U nekim slučajevima, „slepi vid“ se može povratiti nekim drugim faktorima: na primer, ako se pokreće neki, inače nepokretni, predmet. Možda tada za konačno svesno viđenje predmeta, nisu važna samo intaktna neuronska kola, već i određene osobine datog predmeta.

Još jedan primer povrede mozga koji dovodi do oštećenja vida je oboljenje obrnuto od „slepog vida“: *prosopagnosia*, od grčkih reči koje znače „nesposobnost prepoznavanja lica“. Dok „slepi vid“ podrazumeva prepoznavanje bez svesti o tome, u ovom oboljenjenju postoji svest o prepoznavanju, iako se samo prepoznavanje nije desilo. Pacijenti mogu da vide lica, ali ne mogu nijedno lice da prepoznaju, čak ni svoje sopstveno. Ukoliko se lice učini psihološki 'jačim', tako što se pokazuju lica koja su povezana, može se izazvati izražena razlika u prepoznavanju. Na primer, ako se slika princeze Dajane pokaže posle slike njenog bivšeg muža, princa Čarlsa, pacijent često može da prepozna Dajanino lice. Ponovo imamo primer da svest zavisi od više od jednog faktora, ali i dalje nemamo ideju kako ti faktori dovode do naizgled magičnog koraka u mozgu koji nam omogućava ne samo da obradimo objekat koji je naša mrežnjača registrovala, već i da ga svesno vidimo.

Za sva čula postoji enigma o prirodi tog prvog subjektivnog, svesnog elementa. Na primer, u vezi sa sluhom postoji mnogo više od samih vibracija. Mi ne čujemo simfoniju kao vibracije, kao što i lice ne vidimo samo kao linije i kontraste. Naše percepcije su jedinstvene celine, u koje su, kao meci, ispaljena naša sećanja, nade, predrasude i druge internalizovane kognitivne idiosinkrazije.

U vezi sa tim je i još jedna proganjajuća misterija mozga o tome zašto se električni signali koji stižu u vizuelni korteks tumače kao vid, kad se potpuno ista vrsta električnih signala, koji dolaze u druge delove mozga, kao što su somatosenzorni ili auditorni korteks, doživljava kao dodir, odnosno sluh. Još niko nije pružio zadovoljavajuće objašnjenje, iako postoji ideja o tome da se učenjem putem iskustva stiče mogućnost razlikovanja zvuka od prizora; druga ideja je, da je svaki senzorni sistem, na neki način, preferencijalno povezan sa određenim tipovima pokreta, što dodatno pojačava razliku među njima.

Međutim, postoje vrlo dobro poznati primeri u kojima se vidi da se ova distinkcija među čulima gubi i takvo mešanje čula se naziva sinestezija. Ljudi koji ispoljavaju sinesteziju, mogu tvrditi da određene muzičke note 'vide' u određenim bojama. Praktično je moguća svaka kombinacija dva, od postojećih pet čula, iako je najčešće da se iskusi doživljaj različitih boja pošto se čuju različiti zvuci. Sinestezija se češće dešava u detinjstvu, ali se često može aktivirati kod odraslih sa psihotičnim poremećajima, kao što je šizofrenija ili putem halucinogenih droga. Podela na različita čula, prema tome, jasno pripada jednom aspektu normalne organizacije mozga, ali aspektu koji nije imun na individualne perturbacije. Jedna mogućnost je da postoje dodatne veze u mozgu sinestetičara, koje se protežu, ne samo od čulnog organa o kome se radi, do korteksa koji odgovara tom modalitetu, već takođe inervišu i drugu kortikalnu čulnu oblast. Ova ideja ipak nije vrlo verovatna, jer ne objašnjava raznovrsnost sinestetičkih iskustava, tačnije onih stanja koja nastupaju samo pod određenim uslovima. Verovatnije je da zone korteksa koje nisu zadužene za primarnu obradu svakog pojedinačnog čula, odnosno zone asocijativnog korteksa, na neki način imaju veze sa tim.

Videli smo u prvom poglavlju da su zone ljudskog mozga klasifikovane kao asocijativni korteks, ogromne, čak i u poređenju sa mozgom našeg najbližeg rođaka, šimpanze. Moguće je da signali, koji iz asocijativnog korteksa stižu u zone korteksa posvećene određenim čulima, budu aberantni na neki način. Naravno, takav scenario bi odgovarao većoj predominantnosti sinestezije kod dece, pre nego što se nauče razlike među čulima i dok moždani neuroni nisu tako čvrsto povezani, pa su i fleksibilniji i svestraniji u svojim operacijama, kao što ćemo videti u četvrtom poglavlju. Poremećaj u fiziologiji (funkcionisanju neurona), pre nego u anatomiji (njihovim fizičkim vezama) takođe bi objasnio, zašto se sinestezija može odjednom javiti u mozgu šizofreničara. S druge strane, nemoguće je bilo kakvo realno objašnjenje sinestezije, jer ona zavisi od subjektivne perspektive: iskustva-iz-prve- ruke svakog pojedinca. Sinestezija je jedan aspekt svesti, te konačne zagonetke mozga.

Do sada smo videli da je privatni unutrašnji svet sopstvene svesti svakog pojedinca podložan uticajima senzornih dolaznih informacija koje se slivaju unutra, kao i to da se odražava preko izlaznih informacija koje dovode do pokreta. Zahvaljujući toj sposobnosti da primamo detaljne i neprekidne informacije o svom okruženju, i da odgovaramo brzo i adekvatno na svaku pojedinačnu situaciju, mi smo u stalnom dijalogu sa spoljašnjim svetom. Još jedan faktor koji određuje koliko će snažan i efektivan biti ovaj dijalog, može biti nivo budnosti. Kada spavamo, ne opažamo ništa od sveta oko nas, a i ne krećemo se; s druge strane spektra, visoka budnost vodi u poremećeno ponašanje, kada prenaglašeno reagujemo na najmanje događanje i besciljno i beskorisno tumaramo naokolo. Psiholozi su odavno otkrili da su ljudi najefikasniji u obavljanju zadataka, kada su na srednjem nivou budnosti. Budnost, prema tome, ima važan uticaj na to koje će stanje svesti preovladati.

Poznati su nam ekstremi u nivou budnosti: kada spavamo, nivo budnosti je nizak; ako smo suviše aktivni i lako se uznemiravamo, a srce ludo udara i dlanovi se znoje, tada smo suviše uzbuđeni, odnosno preterano budni. Budnost je sa nama sve vreme, u različitom stepenu. Njom upravlja određena grupa različitih hemikalija u produženoj moždini, koje se smenjuju u dominaciji u različitim delovima dana i noći, ili pod uticajem emocija ili bolesti, i koje šalju signale ka velikim regionima korteksa, da bi modulirale, na globalnoj skali, funkcionisanje mnogih mreža moždanih ćelija. Jedan pokazatelj budnosti može se pratiti preko promena u prosečnoj pratećoj električnoj aktivnosti u velikim zonama korteksa.

Još davne 1875. godine, engleski fiziolog, Ričard Keton (Richard Caton) je zabeležio slabe električne struje u mozgu zečeva i majmuna. Ovo otkriće je izazvalo malo pažnje. Petnaest godina kasnije, međutim, buknuo je spor između poljskog fiziologa, A. Beka (A. Beck) i jednog Austrijanca, E. Flajšela fon Marksova (E. Fleischel von Marxow), koji su, obojica, tvrdili da su otkrili električnu aktivnost u mozgu. Tek kad je Keton ukazao na svoju mnogo stariju publikaciju u *Britanskom medicinskom časopisu,* stišao se spor i ovo otkriće je dobilo dužno priznanje. Kliničke implikacije ovog otkrića nisu uočene još pedeset godina sve dok, 1929. godine, nemački psihijatar, Hans Berger (Hans Berger) nije prvi pokušao da zabeleži električne struje u ljudskom mozgu.

Kada su elektrode postavljene na površinu glave, to nije izazivalo nikakav bol – osoba je bila potpuno svesna, a ipak su se mogli detektovati različiti tipovi moždanih talasa. Berger je bio ubeđen da su ovi signali izazvani psihološkom energijom, koju je nazivao P-energija. To je bio početak tehnike koja se i danas široko primenjuje u neurologiji: elektroencefalogram (EEG). U suprotnosti sa Bergerovom vizijom o nekoj posebnoj vrsti moždano/umne energije, EEG beleži talase elektriciteta koje generišu stotine hiljada moždanih ćelija samo malo ispod površine lobanje.

Ne samo da EEG pokazuje kako moždani talasi izgledaju, već pokazuje i kako se menjaju: obrazac se zaista može promeniti u zavisnosti od različitih stanja budnosti. Ako ste opušteni i svesni, tada će se generisati spori talasi, uglavnom na zadnjem delu glave. Ovaj proces se naziva alfa ritam; zapravo, vi sami možete da naterate sebe da generišete alfa ritam, tako što ćete se opustiti. Sve veći broj ljudi ima problema sa opuštanjem, što dovodi do jedne od najvećih nesreća modernog doba: hroničnog stresa. Jedan način da se pomogne takvim pojedincima da nauče da se opuštaju, jeste da im se pokaže kada generišu alfa ritam. Jedan posebno domišljat metod uključivao je povezivanje EEG-a ispitanika sa električnim vozićem igračkom, koji se kretao po pruzi, samo kada se generišu alfa talasi. Ljudi mogu da nauče da sami sebe stave u takvo stanje koje omogućava da se vozić kreće. Za razliku od toga, ako ste uzbuđeni, napeti, obrazac električnih talasa će se promeniti u onaj pri kom neuron manje funkcioniše kao deo cele grupe i ponaša se mnogo nezavisnije.

Obrazac EEG-a takođe može varirati u zavisnosti od starosti. Električna aktivnost je zabeležena u majčinoj materici u fetusu starom samo tri meseca. Tek u šestom fetalnom mesecu, EEG se menja u ritam jasnih, sporih, regularnih talasa. Dok deca ne napune deset godina, mogu se detektovati dva vrlo spora ritma: jedan je od 4 do 7 talasa u sekundi ('theta ritam'); a drugi je spor, 1 do 4 talasa u sekundi, ali ovaj 'delta ritam' se nikada ne viđa kod zdravih, budnih odraslih osoba.

EEG je važan za proučavanje ne samo normalne moždane aktivnosti, već i za moždane poremećaje, kao što je epilepsija. U epilepsiji dolazi do minijaturnih silovitih moždanih reakcija određenih grupa moždanih ćelija što može dovesti do konvulzija (grčenja). Ova prava eksplozija elektriciteta se može detektovati preko EEG-a koji, potom, neurolozi koriste da lociraju gde se nalazi oštećeno moždano tkivo.

EEG može i da nam pruži očaravajući prozor u ono što se dešava u mozgu kada spavamo. Postoje četiri etape sna, koje se odlikuju različitim obrascima elektriciteta koji se beleži sa površine glave. Kada zaspimo, vrlo brzo se spuštamo sa nivoa 1, kroz ove četiri etape, sve do nivoa 4. Tokom noći, postepeno se penjemo i ponovo spuštamo kroz ova četiri nivoa.

Osim ove četiri etape sna kroz koje kružimo nekoliko puta tokom noći, postoji još jedna, potpuno različita, etapa sna. U ovoj fazi sna oči nam se brzo pokreću napred-nazad – zbog čega je i nazvana REM snom (eng. rapid eye movement – brzi pokreti očiju). Ako se čovek probudi dok je u REM fazi, najčešće će reći da je sanjao. Lako je zamisliti da su nagli pokreti očiju posledica gledanja slika koje se kreću u našem svetu snova. Interesantno je da je, dok sanjamo, naš EEG potpuno isti kao kada smo budni, za razliku od onog u fazi sna bez snova. Međutim, u normalnom snu, kada ne sanjamo, možemo da se prevrćemo i okrećemo, ali u REM fazi će nam mišići biti paralizovani. Ova nepokretnost je važna, jer nas sprečava da uradimo ono što sanjamo.

REM faza je, kod različitih životinja, zastupljena u različitom stepenu. Gmizavci je uopšte ne ispoljavaju, ptice ponekad, ali izgleda da su svi sisari, bar sudeći po njihovom EEG-u, sposobni za sanjanje. Tokom prosečnog noćnog sna od oko sedam i po sati, ljudi mogu provesti ukupno jedan i po do dva sata sanjajući. Najduži zabeleženi pojedinačni period kontinuirane REM faze sna je oko dva sata. Budući da REM faza očigledno zauzima značajan deo vremena koje provedemo spavajući, znači da verovatno ima i neku vrednost. Postoji nekoliko teorija o tome zašto sanjamo.

Jedna teorija je da, pošto nije više vezan i ograničen očiglednom realnošću poruka koje stižu iz spoljnog sveta, mozak počinje da se slobodno kreće, da se tako izrazimo. Ova situacija se može uporediti sa danom odsustva sa posla, kada nam aktivnosti nisu tačno određene. Međutim, sanjanje mora biti nešto više od toga da se mozak samo poigrava; postoje dokazi koji ukazuju da onaj koji sanja ima od toga neku određenu korist. Ako se ljudi probude kada njihov EEG pokazuje da su u REM fazi, i da, prema tome, verovatno i sanjaju, oni će pokušati da sledeće noći to nadoknade: trajanje REM faze se povećava. U jednom eksperimentu, ljude su budili kad god bi njihov EEG registrovao REM fazu. Prve noći su ih budili do deset puta, ali do šeste noći taj broj se povećao čak na trideset tri puta, jer je mozak stalno uzalud pokušavao da uroni u svet snova.

Druga ideja je da nam snovi omogućavaju da se suočimo sa problemima i utvrdimo šta god da se desilo tokom dana. Iako je kod odraslih lako primetiti da snovi mogu imati ovu ulogu, ipak izgleda malo verovatno da je to njihova primarna svrha. Fetus od dvadeset šest nedelja provodi sve vreme u REM snu, iako nema nikakva iskustva koja bi učvrstio ili analizirao. Vreme sanjanja se postepeno skraćuje tokom detinjstva. Ovo zapažanje ukazuje da bi sanjanje moglo da predstavlja način funkcionisanja nezrelog mozga, u kom su nervne mreže još uvek vrlo skromno razvijene. Možda je sanjanje tip svesti koji se javlja kao rezultat opuštenijeg dijaloga među moždanim regionima, koji je takav zbog činjenice da su povezujuća vlakna još uvek u nastajanju.

Ukoliko je tačna, ova ideja bi mogla imati dve vrlo interesantne implikacije. Prvo, ona ukazuje na to da, dok smo u REM fazi sna, stepen komunikacije među moždanim regionima postaje znatno slabiji. Drugo, zabeleženo je da je nesvesnost šizofreničara često vrlo slična nelogičnoj, ali vrlo realnoj svesnosti koja postoji u snovima. To bi moglo da znači da je centralni problem u šizofreniji povratak na redukovanu komunikaciju između nervnih regiona, što vodi do toga da viđenje sveta bude kao u snu. Iako bi moglo da se ispostavi da je svrha sanjanja da se konsoliduju naši problemi, ipak je verovatnije da se sanjanje javlja kao rezultat određenih vidova moždane aktivnosti koja nije u stanju da obradi velike količine senzornih nadražaja, zato što spavamo ili zato što je, kao u ranom detinjstvu, mozak nedovoljno razvijen, ili zato što, kao u šizofreniji, hemikalije, kojih ima suviše, ograničavaju efikasnost dijaloga velikog opsega između velikih grupa moždanih ćelija. Međutim, opet je i sanjanje još jedan vid svesnosti, i prema tome, uzrok i funkcija sanjanja i dalje mogu biti, u najboljem slučaju, samo ekstremne pretpostavke.

Ali koja je svrha običnog sna, kada smo potpuno nesvesni? To je važno pitanje, jer je san prilično riskantan posao – u svetu kromanjonaca, u koji je naša vrsta evoluirala pre trideset hiljada godina, spavač je bio veoma ranjiv zbog napada nekog predatora u prolazu. Prema tome, mora biti da san ima neku veoma korisnu ulogu, da bi se isplatilo da nas tako onesposobljava tokom osam i više časova svake noći. Sada je poznato da, tokom spavanja, mozak stvara proteine mnogo većom brzinom nego kada smo budni. Proteini su veliki molekuli, koji su neophodni za održavanje strukture i koji podržavaju funkcionisanje svih ćelija u telu, uključujući i neurone. Spavanje nam daje šansu da nagomilamo hemikalije koje su, izgleda, od vitalnog značaja za pravilno funkcionisanje našeg mozga. Ali, pravilno funkcionisanje se ne odnosi samo na one procese kojih smo svesni, kao što su učenje i pamćenje, već i na nesvesne procese, kao što su oni za regulisanje temperature.

Normalno koristimo samo deo energije, dobijene iz hrane i kiseonika, za trenutnu konverziju u toplotu. Preostala energija se skladišti za sve druge vitalne funkcije mozga i tela. Ako se ljudima dozvoli da spavaju samo tri sata tokom noći, mnoge od ovih funkcija će početi da opadaju, već u prvoj nedelji. Ako smo lišeni sna, energija se ne skladišti efikasno; više energije se odmah troši, rasipa u vidu toplote. Prema tome, osobe koje su neprekidno i potpuno lišene sna, konačno bi i bukvalno same sebe sagorele. Ako pacovi ne spavaju tokom dužeg perioda, postepeno se sve više povećava količina hrane koja im je neophodna za obnavljanje energije. Na kraju će takvi pacovi uginuti, smanjene telesne težine i iscrpljeni, i pored ogromnog unosa hrane. Znači da je san vitalno važan.

Još jedna zanimljiva osobina mozga i njegovog sistema budnosti je to da mozak obično „zna" kada da zaspi. Kod nemalog broja ne-humanoidnih životinja postoji zona mozga koja ima vrlo važnu ulogu u spavanju i buđenju: pinealna žlezda. Pinealna žlezda se nalazi duboko u centru mozga: za razliku od većine drugih moždanih struktura koje su udvojene sa svake strane središnje linije, pinealna žlezda je tačno preko središnje linije, opkoračujući srednji deo mozga.

Zato je filosof, Rene Dekart (René Descartes), pre više od trista godina, mislio da je pinealna žlezda zapravo sedište duše. Dekart je tvrdio da, budući da ne postoje dve pinealne žlezde i budući da imamo samo jednu dušu, pinealna žlezda mora biti mesto u kom se nalazi duša.

Danas znamo da je pinealna žlezda važna za regulaciju spavanja i budnosti. Kod ptica svetlost direktno kroz lobanju dovodi do stimulacije: znamo da čak i kada se pinealna žlezda potpuno izoluje iz mozga ptice i stavi u posudu, i dalje je osetljiva na svetlost. Pinealna žlezda ne reaguje kada je već svetlo, a počinje da se smračuje; međutim, kada je mračno i odjednom postane svetlije, petao se budi. Pinealna žlezda luči hormon melatonin. Nivo ove supstance se menja u mozgu u zavisnosti od doba dana. Kada je nivo visok, počinje spavanje; na primer, ako se vrapcu da injekcija melatonina, on pada u san. Iako tako jednostavan sled događaja može, na prvi pogled, izgledati malo relevantan za nas, sofisticirane ljude, vredi primetiti da se, u Sjedinjenim Američkim Državama, pokazalo da je melatonin popularan tretman za džet-leg (pospanost usled promene vremenske zone *prim.prev.*). Ako se tableta melatonina uzme neposredno pre spavanja u novoj vremenskoj zoni, to može osigurati brzo padanje u san koji će trajati bar slično normalnom snu.

Kod ljudi, u normalnim uslovima, niz faktora kontroliše ciklus sna i budnosti. Koliko su ovi spoljašnji uticaji važni, možemo videti po eksperimentima u kojima bi ljudi ulazili u pećine i bivali potpuno prepušteni samo svojim sopstvenim zahtevima, potpuno lišeni prohteva spoljnog sveta.

Dejvid Laferti (David Lafferty), bivši oficir Kraljevske Avijacije, 1966. godine se javio na oglas u *Dejli Telegrafu* za dobrovoljca koji bi živeo u izolaciji u pećini, 350 stopa (približno 107 metara *prim. prev.*) ispod površine zemlje u trajanju od bar 100 dana. Zauzvrat bi dobio 100 funti (167 dolara), plus dodatnih 5 funti (8,35 dolara) za svaki dopunski dan proveden pod zemljom. Laferti je postavio novi rekord tako što je ostao u podzemlju 130 dana. Na kraju, lekari su bili iznenađeni kako je Laferti u dobrom fizičkom i mentalnom stanju. Laferti je bio iznenađen kada je saznao koliko je dugo bio u podzemlju. Njegov bioritam se podesio na dvadeset i pet časova, što je dovelo do toga da njegova procena vremena, provedenog ispod površine zemlje, bude nešto manja od stvarnog. Uopšteno govoreći, ovo malo skraćivanje procenjenog vremena se, izgleda, dešava kada su ljudi izolovani, tako da, očigledno, mi imamo neki osnovni i prilično pravilni unutrašnji časovnik, ali i da nam je, takođe, potrebno fino podešavanje tog časovnika pri čemu koristimo smernice iz spoljnog sveta.

Ritam spavanja i buđenja nije jedini ritam koji mozak kontroliše ili koji se može registrovati u mozgu. Postoji jedan vrlo sablastan eksperiment, koji pokazuje jedan manje očigledan, ali bitan dnevni ritam: osetljivost na bol. Zapanjujuće je, ali bilo je ljudi koji su se dobrovoljno javljali da primaju električne šokove kroz zube, nekoliko puta tokom dana i noći; a zatim bi izvestili koliki bol su doživeli. Moglo bi se očekivati da su ovi ljudi, u bilo koje vreme, iskusili bol iste jačine. Iznenađujući rezultati su pokazali da se bol doživljava skoro dva puta jače u određenim delovima dana, i to najizraženije u jutarnjim časovima. Neposredno posle podneva, bol je bio mnogo podnošljiviji.

Ova studija nam pruža još jedan uvid u to kako mozak funkcioniše. Možemo primetiti da je doživljaj bola subjektivni fenomen, da se može promeniti u zavisnosti od nečega što se dešava u našem mozgu. To takođe znači i da taj događaj u mozgu mora biti promenljiv. Bol je obično izazvan nečim štetnim, ili nečim što se doživljava kao štetno, a što je u direktnom kontaktu s nekim delom našeg tela. Ranije smo videli da se signali u vezi sa bolom prenose, preko posebnog puta, do kičmene moždine i u mozak. Signale prenose nervi koji ne menjaju svoje fizičke osobine i prema tome, njihova efikasnost sprovođenja elektriciteta nije varirala u zavisnosti od doba dana. Mora biti da je u igri neki drugi faktor, koji dovodi do diurnalne (svakodnevne) promenljivosti.

Jedan od više načina da se proučava bol jeste da se uzme u obzir drevna kineska veština akupunkture. Osnovna ideja akupunkture je da ponovo uspostavi ravnotežu u funkcionalnom stanju tela, tako da, takozvana životna sila, „Či", bude u savršenoj ravnoteži između različitih organa. Osnovna procedura uključuje ubadanje igala, od 1 do 4 milimetra dužine, u bilo koju od 365 specijalnih tačaka na telu. Akupunktura se koristi u mnoge svrhe – na primer, da pomogne ljudima da prestanu da puše. Jedan efekat od posebnog značaja za našu diskusiju, je to da akupunktura, takođe, može da umanji bol. Ideja o tome kako su otkriveni analgetički efekti akupunkture, u vezi je sa dobom drevnog ratovanja, kada su se ljudi borili lukom i strelom. Prilikom vađenja strela iz povređenih ratnika, često bi strelu dodatno pritisnuli i zavrteli u rani, slično kao što se radi danas sa iglama za akupunkturu. Paradoksalno, ratnicima bi to, ponekad, smanjivalo bol.

Ublažavanje bola putem akupunture nekad može biti tako efikasno da je moguće izvršiti pravu operaciju. Da bi se postigao savršen nivo analgezije, igle bi morale da budu za-

bodene oko dvadeset minuta. Akupunktura se, na neki na-
čin, upliće u normalni proces registrovanja bola, pri kom
nervi u koži u zahvaćenom regionu, šalju signale u mozak.
Analgetički efekat akupunkture se poništava ako se nervi u
koži, na mestu gde se postavlja igla, tretiraju lokalnim ane-
stetikom. Izgleda da, kada se nerv mehanički stimuliše uba-
danjem iglom, dolazi do promene u načinu na koji se bol
doživljava u mozgu. Budući da je potrebno dvadesetak mi-
nuta da nastupi analgetički efekat, pošto se igle postave na
prava mesta, i da traje oko sat i nešto, pošto se igle izvade,
jedna mogućnost je da same igle nisu direktno odgovorne,
već je pre slučaj, da se tako oslobađa neka prirodna hemi-
kalija u mozgu, koja je, zauzvrat, sposobna da se suprotsta-
vi bolu. Možda je ova hemikalija podložna dnevnim fluk-
tuacijama i možda i modifikacijama putem lekova.

Jedno od najvećih, skorijih, otkrića u neurofiziologiji, u
ranim sedamdesetim godinama dvadesetog veka, bilo je ot-
kriće da mozak poseduje svoju sopstvenu supstancu koja
podseća na morfin, a to je enkefalin. Kada se ova supstanca
blokira lekovima, tada se povećava percepcija bola i aku-
punktura ima smanjen efekat. Na isti način, morfin imitira
ovu prirodnu hemikaliju, navodeći mozak da poveruje da
su oslobođene vrlo velike količine enkefalina. U mozgu ne
postoji centar za bol; tačnije, enkefalin se može naći na raz-
nim lokacijama u okviru i mozga i kičmene moždine.

Pošto nismo uspeli da, u Poglavlju 1, dodelimo funkci-
ju svakom posebnom moždanom regionu, započeli smo, u
ovom poglavlju, obrnutu strategiju: da vidimo kako mozak
vrši posebne funkcije. Videli smo u svim slučajevima, da je
nekoliko moždanih zona paralelno aktivno, što nam omo-

gućava da efikasno reagujemo sa spoljnim svetom. U svakom opisu je postalo očigledno da su moždani elektricitet i moždana hemija, na neki način, vitalne komponente za uspešno funkcionisanje sistema uopšte, i senzornog i motornog i sistema za budnost. Još uvek nismo istražili na koji način su ove sile u mozgu upotrebljene za prenos signala koji, zauzvrat, omogućavaju da se odvija naš svakodnevni život. Vreme je da istražimo šta su, zapravo, moždane ćelije i kako šalju signale jedna drugoj.

POGLAVLJE 3

PULS, IMPULS

Veliki napredak u neurofiziologiji desio se u jednoj italijanskoj kuhinji, 1872. godine. Kamilo Goldži (Camillo Golgi) (1843–1926), mladi, diplomirani student medicine na Univerzitetu u Paviji, bio je toliko fasciniran mozgom, da je napravio privremenu laboratoriju. Problem koji je opsedao Goldžija ticao se same suštine fizičkog mozga: materije od koje se mozak sastoji. U to vreme, iako je mozak mogao da se iseče u male, tanke listiće i postavi pod mikroskop, bilo je moguće detektovati samo homogenu bledu masu. Dok se ne identifikuju njegovi osnovni gradivni blokovi, bilo je nemoguće otkriti kako mozak funkcioniše. I tako je, jednog dana, kako se priča, Goldži, slučajno ubacio komad mozga u posudu sa rastvorom srebro nitrata, u kojoj je taj komad ostao zagubljen, nekoliko nedelja. Ispostavilo se da je Goldži pronašao reakciju od presudnog značaja. Kada je uzeo taj komad mozga, došlo je do promene. Pod mikroskopom se video kompleksni skup tamnih grudvi zakačenih za mrežaste niti. Sada znamo da, kada se moždano tkivo ostavi u srebro nitratu, tri sata ili duže, moguće je vizualizovati najosnovniju komponentu moždanog tkiva: specijalan tip ćelije koji se naziva neuron.

U Goldžijevom otkriću je još čudesnije to, da je ćudljivi proces, koji još uvek niko nije potpuno razjasnio, obojio jednu, slučajno odabranu, ćeliju na svakih deset do sto ćelija, pa se tako videla crna ćelija na bledoj pozadini boje ćilibara. Da je obojen svaki neuron, tada bi delikatna i kompleksna silueta jedne ćelije bila zakopana među preklapajućim delovima drugih ćelija – celo vidno polje moždanog tkiva pod mikroskopom bi bilo transformisano u skoro potpuno crnilo. Budući da samo jedan do deset posto ćelija reaguje na Goldžijevo bojenje, ti neuroni će se isticati po jakom kontrastu.

Kako neuroni, zapravo, izgledaju? Svaki neuron ima zdepasti, grudvasti region koji se naziva ćelijsko telo ili soma (po grčkoj reči za 'telo'), čiji je prečnik oko četrdeset hiljaditih delova milimetra. U stvari, oblik some najčešće nije tako neodređen i amorfan kao što je oblik grudve, već može biti bilo koja od nekoliko karakterističnih formi – na primer, okrugli, ovalni, trouglasti ili čak vretenasti oblik. U ćelijskom telu se nalaze svi vitalni organi neurona, i po tome se neuroni ne razlikuju od bilo koje druge ćelije u telu. Međutim, kada se neuroni uporede sa drugim ćelijama, uočiće se veoma velika različitost, čim se pogleda dalje od some. Za razliku od drugih ćelija, neuron ima i nešto više od ćelijskog tela.

Skoro kao da je to neka vrsta mikroskopskog drveta, sićušne grančice izrastaju iz neuralnog ćelijskog tela. I zaista, ovi delovi su nazvani *dendriti*, po grčkoj reči za 'drvo'. Dendriti neurona mogu biti različitih oblika, mogu varirati po gustini i mogu postojati i oko celog neurona, dajući mu tako zvezdasti izgled; osim toga, mogu da izniknu sa jednog ili oba kraja ćelijskog tela. U zavisnosti od stepena dendritske ramifikacije, neuroni su veoma raznovrsni po svom opštem izgledu: postoji bar pedeset osnovnih oblika neurona u mozgu.

Ne samo što neuroni imaju ove minigrančice, već većina ima i jedno, dugačko i tanko vlakno koje se proteže od ćelijskog tela. Ovo vlakno se naziva akson i dužina mu je nekoliko puta veća od ostatka neurona. Normalni opseg prečnika ćelijskog tela je od dvadesetak do sto hiljaditih delova milimetra; međutim, akson, na primer onaj koji se spušta niz ljudsku kičmenu moždinu, može imati, u ekstremnim slučajevima, i do jednog metra dužine!

Već je i samo posmatranjem neurona, lako uočiti razliku između ove dve specijalne karakteristike. Aksone je mnogo teže videti, čak i pod mikroskopom, budući da su mnogo tanji od relativno zadebljalih, razgranatih dendrita. Dendriti su kao prave grane na drvetu, po tome što se sužavaju na krajevima, dok to nije slučaj sa aksonima. Opšti izgled neurona je, dakle, zdepasti centralni region sa relativno zadebljalim mikrogrančicama koje štrče iz njega i sa jednim, tankim, dugačkim, izvijenim vlaknom. Kako može tako čudan objekat da bude gradivni blok naših ličnosti, nada i strahova?

Budući da ćelijsko telo sadrži sličan komplet interne aparature, kao i sve ćelije, lako je pretpostaviti da, bar neke, njegove funkcije služe da obezbede da ćelija ostane u životu i da proizvodi odgovarajuće hemikalije. Međutim, uloga aksona i dendrita nije tako očigledna, jer je već i njihovo postojanje povezano isključivo sa specifičnim funkcionisanjem samog neurona. Šta više, tako jasne fizičke razlike između aksona i dendrita, ukazuju na to da oni igraju vrlo različite uloge.

Kada smo, u Poglavlju 2, videli kako je, zahvaljujući osetljivosti elektroencefalograma (EEG), moguće prikazati promenljiva stanja mozga, prvi put smo se sreli sa idejom da neuroni mogu da generišu elektricitet. Dendriti deluju kao prihvatna zona za ove signale, nalik na neku ogromnu pristanišnu zonu za primanje robe koju donose različiti brodovi. Baš kao što roba može da se istovari sa dokova i da se pošalje putevima koji svi idu ka nekoj centralnoj fabrici, tako se i ovi različiti signali sprovode duž dendrita koji svi idu ka ćelijskom telu, gde će, ako su signali dovoljno jaki, novi električni signal – odnosno novi proizvod, ako zadržimo analogiju, biti proizveden. Tada aksoni stupaju u akciju: oni provode ovaj novi električni signal dalje od ćelijskog tela i prema novom ciljnom neuronu u mreži, baš kao što se i proizvod izvozi na neko udaljeno odredište. U ovom poglavlju ćemo videti kako neuroni šalju i primaju električne signale. Takođe ćemo videti kako specifične hemikalije igraju veoma važnu ulogu u neuralnoj komunikaciji i koliko se komunikacija između dva neurona može poremetiti lekovima i drogama.

U neurofiziološkim istraživanjima, ova vrsta pristupa, pri kome se počinje sa pojedinačnim neuronom, naziva se 'odozdo-naviše' (eng. *Bottom-up*). Strategija je u tome da se počne sa dna, sa najosnovnijom komponentom, neuronom, i da se dalje vidi kako se, preko komunikacija između pojedinačnih neurona, na kraju stiže do kompleksne, radne celine. Suprotan pristup je 'odozgo-naniže'(eng. *Top-down)*. Ovde je osnovna ideja da se počne od vrha, od makro sistema, bilo da je to region mozga (Poglavlje 1) ili funkcija (Poglavlje 2) i da se, onda, putujući naniže, analizirajući manje podsisteme, vidi kako bi se to moglo uklopiti u moždane operacije. Često, neurofiziolozi imaju podeljene stavove o vrednostima ovih različitih načina ispitivanja. Na neki način, mi smo već koristili strategiju 'odozgo-naniže' u prva dva poglavlja, tako da su nam poznate njene prednosti i ograničenja. U ovom poglavlju ćemo se okrenuti redukcionističkom pristupu, baziranom na pojedinačnom neuronu.

Luiđi Galvani (Luigi Galvani) (1737–1798) je prvi pokazao da nervi koji izlaze iz kičmene moždine mogu da generišu elektricitet. Za vreme oluje, Galvani je postavio žablje noge na metalnu ploču. Neočekivano, žablje noge su se grčile kad bi došlo do grmljavine i bljeska munja. Po tome je Galvani zaključio, pogrešno kako se ispostavilo, da se sav elektricitet nalazi u živom tkivu. Pretpostavljao je da su mišići rezervoari, a da su nervi provodnici elektriciteta. Ali, tek je Majkl Faradej (Michael Faraday), začetnik fizike devetnaestog veka, shvatio koliko je, zaista, elektricitet fundamentalan fenomen. On je zaključio, po svojim eksperimentima sa ne-biološkim materijalom, da je 'elektricitet, iz bilo kog izvora, identičan po svojoj prirodi'. Nervi su zaista bili izvor elektriciteta, ali nisu imali neki poseban monopol na to.

Električna struja je, bukvalno, protok naelektrisanja. U mozgu, takav protok se dešava kao posledica kretanja bilo kojeg od četiri svakodnevna jona (tj. atoma kojima ili nedostaje jedan elektron ili imaju jedan elektron viška): natrijum, kalijum, hlor ili kalcijum. Ovi joni su distribuirani ili unutar (kalijum) ili van (natrijum, kalcijum, hlor) neurona, ali ne mogu, da, tek tako, nasumično, ulaze i izlaze. Umesto toga, jedna barijera zadržava sva četiri jona na odgovarajućim mestima i to je ćelijska membrana. Ova membrana nije samo običan zid, već se sastoji od dva sloja između kojih je masno središte, kao u jako masnom sendviču. Budući da joni ne mogu da prođu kroz masnoću negostoljubivog središta membrane neurona, nijedan jon neće moći da slobodno ulazi u neuron ili izlazi iz njega.

Kao posledica toga, joni se nagomilavaju unutar i van neurona. Postoje, takođe, i negativno naelektrisani proteini unutar ćelije. Kada se i joni i proteini uzmu u obzir, ispostaviće se da je konačna raspodela naelektrisanja na svakoj strani neuronske membrane nejednaka; nije isti broj pluseva i minusa. Unutrašnjost neurona je negativna u odnosu na spoljašnju stranu. Prema tome, generisana je razlika potencijala – napon, koji se izražava kao negativna vrednost i obično je oko -70 ili -80 hiljaditih delova volta (mV).

Međutim, ova razlika potencijala nema mnogo smisla ako joni ostanu zarobljeni na jednom mestu i ako ne mogu da se kreću i tako dovedu do prave električne struje. Zamislite, na primer, branu sa ogromnim rezervama vode, nagomilanim sa jedne strane, koje ipak ne možete da koristite. Da bi ćelija generisala električni signal, struja mora da teče, baš kao što voda mora da se propusti kroz branu. Da bi struja potekla, joni moraju da, privremeno, ulaze ili izlaze iz neurona. Ali, kako je moguće da joni prolaze kroz nepropustljivo masno središte membrane?

Barijera membrane, može se, u krajnjoj liniji, probiti. Različite specijalne strukture sastavljene od velikih molekula – proteina – protežu se kroz dva sloja membrane: one služe kao most za određeni jon da pređe iz jedne vodene, nemasne zone (spoljašnja strana neurona) u drugu (unutrašnjost neurona). Ipak, budući da su ovi proteinski prolazi čvrsto utisnuti kroz središte membrane, tunel bi bio verodostojnija predstava. U konvencionalnom neurofiziološkom načinu izražavanja, oni se, zapravo, označavaju kao kanali.

Da bi neuron poslao električni signal, pozitivno naelektrisani joni natrijuma, kratkotrajno postaju sposobni da uđu u ćeliju, i na taj način privremeno dovode do toga da razlika potencijala bude pozitivnija unutra nego spolja (depolarizacija). Međutim, čim ovaj napon postane pozitivan, na primer +20 milivolti, pozitivno naelektrisani joni kalijuma će početi da napuštaju ćeliju čime dovode do toga da napon bude privremeno negativniji nego u normalnim uslovima (hiperpolarizacija). Prema tome, kada se neuron, na ovaj način, aktivira, dolazi do kratke, karakteristične promene u razlici potencijala, do pozitivnog pulsa, koji prati negativno povećanje. Ovaj prolazni, pozitivno-negativni talas obično traje oko jednog do dva hiljadita dela sekunde i poznat je pod nazivom akcioni potencijal. Akcioni potencijal se razlikuje od napona (potencijala mirovanja) koji se normalno generiše sve vreme tokom kojeg ćelija ne šalje signal. (videti sliku 5.)

Zašto bi se, pre svega, natrijumski kanal odjednom otvorio? Ili, da postavimo to pitanje na drugi način: Šta izaziva akcioni potencijal? Naposletku, bilo bi potpuno besmisleno i skoro paradoksalno imati signal koji se generiše potpuno slučajno. Zamislite da telefon zvoni u neuobičajeno vreme tokom noći, ali da nema nikog ko zove, sa druge strane žice. Da se vratimo dendritima, nastavcima koji liče na grančice i šire se od ćelijskog tela. Dendriti deluju kao stanice za

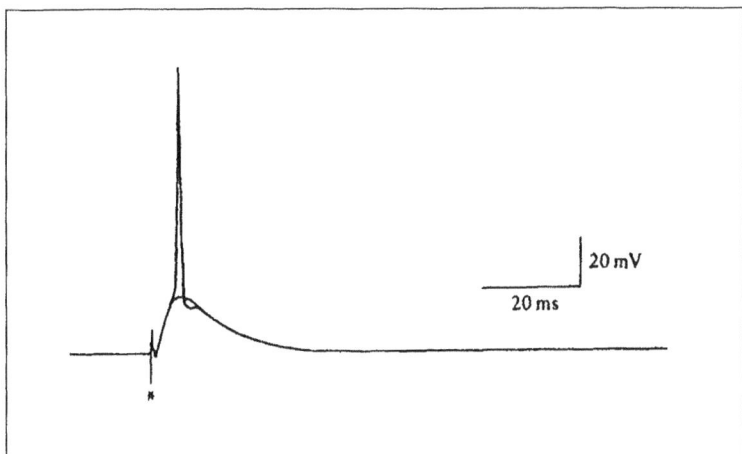

20 mV

20 ms

SLIKA 5: Stvarni zapis odgovora neurona u mozgu pacova (u hipokampusu) na stimulaciju (označena zvezdicom). Stimulacija ovog intenziteta može dovesti ili do EPSP-a (ekscitatornog postsinaptičkog potencijala) ili do akcionog potencijala. U slučaju da se generiše akcioni potencijal, može se videti oštra promena napona (vrh krive na grafikonu *prim.prev*) koja se dešava na vrhuncu EPSP-a. Akcioni potencijal je električni signal putem kojeg neuroni komuniciraju. Mémbranski potencijal (potencijalna razlika između unutrašnjosti i spoljašnje strane neurona) postaje prolazno pozitivniji (depolarizacija), jer pozitivno naelektrisani joni natrijuma ulaze u neuron. Kada je ćelija depolarizovana, ovaj novi napon dovodi do otvaranja kalijumskih kanala, što omogućava da pozitivno naelektrisani joni kalijuma izađu iz ćelije (repolarizacija). (Šemu ustupila Fenela Pajk, MRC odeljenje anatomske neurofarmakologije, Oksford).

prijem signala koji stižu od drugih neurona. Ako su signali jaki i/ili trajni, biće sprovedeni duž grana dendrita do ćelijskog tela, kao što se električna struja u domaćinstvu provodi kroz vrlo nesavršen kabl koji ih propušta.

Kao na nekoj ogromnoj, užurbanoj železničkoj stanici, desetine, stotine, čak i hiljade signala mogu da, u bilo kom trenutku, stignu do ćelijskog tela. Ova baražna vatra signala će, u bilo kom trenutku, povećavati mogućnost za generisanje električnog signala, samog akcionog potencijala. Kako ovi dolazeći signali stižu u ćelijsko telo, tako proizvode veliku, super-vrednost, finalnu promenu napona. Ako je ova nova neto razlika napona dovoljno velika da u ciljnoj ćeliji izazove otvaranje natrijumskih kanala, koji su osetljivi na promene napona u pozitivnije vrednosti, još jednom će se generisati novi akcioni potencijal, ovoga puta u sledećem neuronu.

Akcioni potencijal je, za bilo koji neuron, uvek iste jačine, tipično oko 90 milivolti. Ali, takva konzistentnost predstavlja problem: ako dolazeći signali postanu brojniji ili jači, kako će tada, neuron-prijemnik, ograničen na generisanje samo jednog tipa signala, ikada moći da prenese ove razlike? Budući da akcioni potencijal ne može da se poveća, neuron će, umesto toga, generisati sve više i više akcionih potencijala kako signali koje prima postaju intenzivniji. Kada se ovo dešava, kaže se da je neuron ekscitiran. Način na koji neuron signalizira je, u manjoj ili većoj meri, odražen u promeni učestalosti generisanja akcionog potencijala. Neki neuroni mogu da ispale i do pet stotina akcionih potencijala u sekundi (500 Herca), iako su normalno zabeležene stope generisanja od oko 30 do 100 Herca. Neuron koji generiše samo jedan ili dva akciona potencijala u sekundi se smatra sporo-reagujućim.

Većina neurona u mozgu će, na ovaj način, generisati akcione potencijale da bi komunicirali sa svojim odgovarajućim ciljnim ćelijama. Sledeći ključni korak je da akcioni potencijal stigne do svog odredišta. Kao što dendriti deluju kao zona prijema neurona, tako i tanji, usamljeni akson služi kao izlazni put za dalji prenos električnih signala. Brzina kojom se električni signal – akcioni potencijal – prenosi, varira u zavisnosti od prečnika aksona i od toga da li je izolovan masnim omotačem poznatim pod nazivom mijelin. Ako se mijelinski omotač ošteti, nervna vlakna će smanjenom efikasnošću provoditi električne signale, kao što je slučaj, na primer, kod multiple skleroze. Normalni pokreti su tako brzi i automatski da je teško prihvatiti kašnjenje između misli u mozgu i kontrakcije mišića. Brzina bez naprezanja koja odlikuje naše procese u mozgu i naše pokrete, može se objasniti brzinom nervne provodljivosti, koja ide i do oko 220 milja na sat! (približno 360 km/h *prim. prev*).

Iako je dosta jasno kako se signal generiše u neuronu i kako se, zatim, šalje duž aksona, ono što se posle toga dešava daleko je od očiglednog. Sada nam treba da znamo kako jedan neuron, zapravo, stupa u kontakt sa drugim, da bi preneo signal. Još otkad su nervne ćelije obojene i vizualizovane po prvi put, naučnici razmišljaju o ovom problemu. Na primer, Goldži je mislio da su svi neuroni spojeni zajedno, pomalo kao mrežica za kosu. U to vreme, on se suočio sa divljim otporom od strane velikog španskog anatoma, Ramona i Kahala (Ramon y Cajal). Ova dva pionira neurofiziologije su se razdvojila na potpuno suprotne strane u dugotrajnom sukobu, jer je Kahal, suprotno od Goldžijeve ideje, bio ubeđen da između neurona postoje pukotine. Ovo pitanje nije definitivno rešeno sve do pedesetih godina dvadesetog veka, kada se desilo jako važno otkriće: stigao je elektronski mikroskop.

Elektronski mikroskop omogućava proučavanje ćelija sa zadivljujućim faktorom uveličavanja. Svetlosni mikroskop, koji koristi normalne svetlosne talase i moćna sočiva, može da uveliča samo do petnaest stotina puta; elektronski mikroskop može uveličati oko deset hiljada puta. Isečci mozga se oblažu specijalnom supstancom koja blokira elektrone, i onda ovu supstancu, različiti delovi neurona, apsorbuju u različitom stepenu. U elektronskoj mikroskopiji, zrak elektrona se propušta kroz moždano tkivo na fotografski film. Što je veća gustina elektrona u nekom delu ćelije, to će taj deo biti crnji na filmu. Na elektronskim mikrografijama, neuroni gube svoj nežni izgled, skoro nalik na cvet i umesto toga, dobijaju apstraktnu lepotu monohromne (jednobojne) forme moderne umetnosti. Sada čvrste crne linije i krugovi formiraju nedvosmislene šare, koje netreniranom oku ne izgledaju na prvi pogled kao delovi aksona, dendrita ili some. Ali, ipak, ako niko drugi, onda bar neuroanatomi, konačno mogu razlikovati razne delove neurona, uključujući i njegovu unutrašnju mašineriju. (videti sliku 6).

Kad su naučnici uspeli da zavire u mozak sa ovakvim stepenom tačnosti, neuroni su otkrili jednu od svojih tajni. Konačan odgovor je bio da je Kahal bio u pravu: zaista posto-

SLIKA 6: Elektronska mikrografija sinapse (glavna slika). Na levoj strani je nerv koji stupa u bliski kontakt sa drugom ćelijom na desnoj strani. U ćeliji sleva su paketići transmiterske hemikalije, koji se vide kao kružići, koji će isprazniti svoj sadržaj u usku pukotinu, sinapsu. Zone kroz koje će se transmiter difundovati, vide se kao tamna zadebljanja. Šema ova dva neurona je prikazana na manjoj slici. (Adaptirano iz knjige I. B. Levitana i L.K. Kazmareka, *Neuron,* Oxford University Press, 1991).

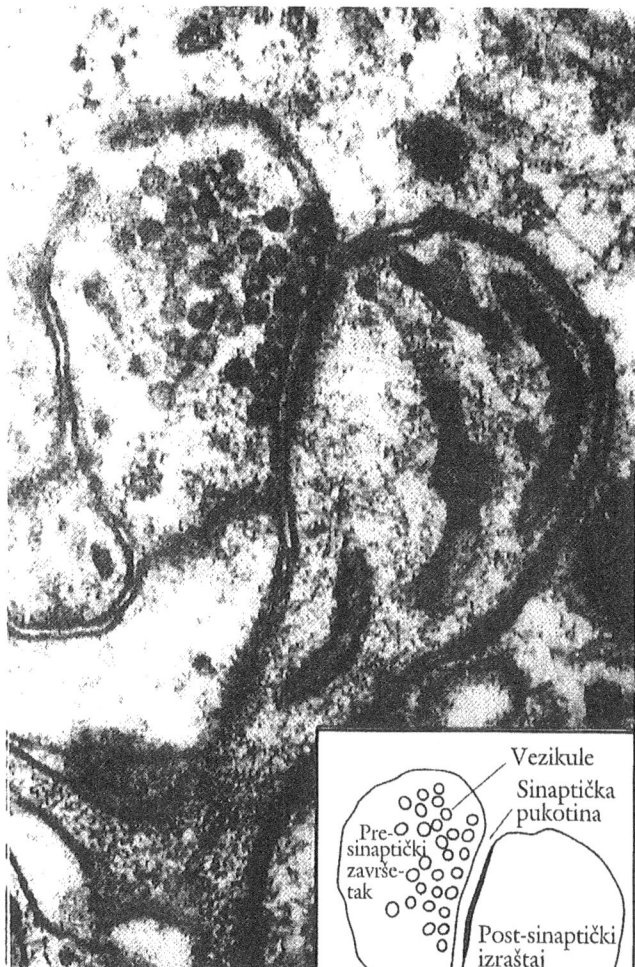

Vezikule

Sinaptička pukotina

Pre-sinaptički završe-tak

Post-sinaptički izraštaj dendrita

ji pukotina – sinapsa – između neurona. U mozgu, neuroni prave međusobni sinaptički kontakt u svim mogućim rasporedima različitih delova ćelije: dendriti mogu formirati sinapsu sa drugim dendritima, aksoni sa drugim aksonima i aksoni mogu da stupe u kontakt direktno sa ćelijskim telom ciljne ćelije. Najčešća vrsta sinapse se dešava kada se izlazni deo ćelije, akson, proteže tako da njegov završni deo, aksonalni terminus, pravi sinapsu sa zdepastim razgranatim delom ciljne ćelije, sa dendritom.

Koncept sinapse odmah nam predstavlja i problem. Zamislite samo kako signal – električni impuls – koji putuje brzinom od oko 360 kilometara na čas, stiže na kraj aksona i, prema tome, do sinapse. Tačno, kraj aksona (aksonalni terminus) je sad ekscitiran; potencijal je kratkotrajno pozitivniji. Ali, kuda će ovaj talas ekscitacije otići? Kako se može koristiti kao signal drugom neuronu, ako je zaustavljen pukotinom, sinapsom? To pomalo liči na vožnju kolima i dolazak do reke; idealna, mada ekstravagantna, strategija bi bila da se auto napusti a da se nađe prevozno sredstvo koje više odgovara potrebama: čamac. Potreban nam je način prevođenja električnog signala u signal koji može da pređe preko sinapse.

Još od devetnaestog veka, hemikalije su podbadale maštu time što su bile, na neki način, uključene u neuronalnu komunikaciju. Francuz, Klod Bernar (Claude Bernard), bio je fasciniran efektima otrova koji su koristili Indijanci u Južnoj Americi, kada love plen. Lovci bi umočili vrhove svojih strela u supstancu zvanu kurare. Kada se strela zarije u telo plena, ne ubija trenutno, već paralizuje. Bernar je pretpostavljao da smrtonosni toksin deluje tako što interferira na neki način sa nervima u telu.

Tek je početkom dvadesetog veka dokazano da je Bernar bio u pravu. Otkriveno je da kurare deluje blokirajući prirodnu hemikaliju, koja se oslobađa iz nerava u mišiće. Kada dišete, vašom dijafragmom upravlja nerv, dovodeći do toga da se dijafragma pomera naviše i naniže. Očigledno, ako se signali iz ovog nerva blokiraju, vaša dijafragma neće više raditi i nećete moći da dišete. U tome je letalni (smrtonosni) efekat ovog otrova: konačna smrt gušenjem. Jasnu demonstraciju o tome kako ova prirodna hemikalija predstavlja ključnu kariku u nervnoj komunikaciji, izveo je 1929. godine Austrijanac, Oto Levi (Otto Loewi). Priča kaže da je Levi radio po inspiraciji iz sna koji je sanjao nekoliko noći zaredom. Prvi korak mu je bio da ponovi ono što je već bilo poznato: ako se nerv koji inerviše srce (nerv vagus) stimuliše, tada srce usporava. Važno je primetiti da srce i pripadajući nerv na kom je Levi eksperimentisao, nisu više bili u telu. Umesto toga, organ je održavan u životu, ali izolovan u specijalnoj komori sa kiseonikom, potopljen u tečnost sličnu onoj koja se normalno nalazi u telu.

Najveći učinak ovog eksperimenta se desio kad je Levi uzeo tečnost koja je oblivala originalno srce i preneo je do drugog, nestimulisanog srca. Ustanovio je da, ovo drugo srce, iako nije bilo stimulisano, takođe počinje da usporava. Činilo se da je jedino objašnjenje ovog otkrića, da mora da postoji neka hemikalija *oslobođena u tečnost* kao rezultat stimulacije prvog srca. Prema tome, kada je tečnost primenjena na drugo srce, efekti su bili isti kao kod prvog srca, jer je bila prisutna ista hemikalija. Danas znamo da je to hemikalija koju blokira kurare: to je supstanca pod nazivom acetilholin. Acetilholin je prototip za mnoge različite hemijske supstance koje različiti nervi i neuroni u mozgu mogu osloboditi, kao karike od opšte važnosti u signalnom procesu. Ove supstance se nazivaju opštim imenom *transmiteri*.

Ovo otkriće delovanja acetilholina na srce imalo je duboke posledice na razumevanje načina na koji moždane ćelije komuniciraju u sinapsi. Pošto jednom shvatimo da električna stimulacija oslobađa prirodno nastalu hemikaliju iz nerva, moći ćemo bolje da vidimo šta se dešava u moždanoj sinapsi, kada se završetak aksona efektivno stimuliše električnim signalom. Čim akcioni potencijal, električni signal, stigne u završetak aksona, time stvara povoljne uslove za oslobađanje acetilholina u sinapsu.

U završetku aksona signalizirajuće ćelije, u nervnom terminusu, acetilholin je uskladišten u mnogo malih paketa. Odmah pošto se akcioni potencijal prenese niz akson i stigne u ovaj završni region, ova prolazna promena napona deluje kao okidač da neki od ovih paketića isprazne svoj sadržaj – acetilholin od opšte važnosti – u sinapsu. Što više električnih signala pristigne, to će više paketića da se isprazni i više će se acetilholina osloboditi. Na ovaj način se originalni električni signal verno prevodi u hemijski signal: što je veća učestalost akcionih potencijala, to se više acetilholina oslobađa.

Kada se jednom oslobodi, acetilholin se lako difunduje kroz vodnjikavu, slanu tečnost koja se nalazi oko svih neurona (ekstracelularna tečnost), prelazeći sinapsu lako kao što bi čamac prešao preko reke. Doduše, trajanje prelaska se jako razlikuje: budući da su takve hemikalije relativno mali molekuli, sinaptička pukotina se pređe tokom hiljaditih delova sekunde. Ali kako hemikalija, običan molekul kao što je acetilholin, zapravo prenosi poruku?

Hajde da se vratimo na analogiju automobila i čamca: kada se savlada reka i treba da nastavimo putovanje po suvoj zemlji, idealno bi bilo da se čamac još jednom zameni automobilom. Originalni električni signal, koji je konvertovan u hemijski signal, sada treba da se ponovo konvertuje nazad u električni impuls. Treba da shvatimo kako acetilholin, ili bilo koji drugi transmiter, može izazvati prolaznu promenu električnog statusa – napona – u ciljnom neuronu.

Pošto stigne do druge strane sinapse, svaki molekul transmitera mora da napravi neku vrstu kontakta sa ciljnim neuronom. Transmiter, kao čamac, mora da se ukotvi. Sa spoljne strane ciljnog neurona postoje specijalni veliki molekuli, proteini pod nazivom receptori, koji su pravljeni-po--meri za specifičnu hemikaliju, tako precizno kao što je ključ napravljen za bravu, ili kao što rukavica odgovara šaci.

Receptor neće dopustiti bilo kojoj staroj hemikaliji da se smesti u njega; to mora biti specifično poklapanje, pri čemu molekularne konfiguracije savršeno odgovaraju. Pošto se transmiter ukopča u receptor i veže za njega, stvaranje nove hemikalije, kompleksa dva originalna molekula, deluje kao okidač za odvijanje sledeće serije događaja.

Spajanje transmiterskog molekula sa receptorskim proteinom na ciljnoj ćeliji deluje kao molekularni startni pištolj za otvaranje kanala za natrijum, ili, alternativno, za neki od drugih jona. Ulazak ili izlazak bilo kog od ovih naelektrisanih atoma, odraziće se u vidu prolazne promene u razlici potencijala u ciljnoj ćeliji. Zauzvrat, ova promena razlike potencijala postaće samo jedan od mnogih električnih signala koji se provode niz dendrite do ćelijskog tela.

Na neki način smo obrnuli pun krug. Čim stigne do ćelijskog tela, ovaj opisani električni signal će, zajedno sa desetinama hiljada drugih dolazećih signala, doprineti konačnoj neto promeni napona u ciljnoj ćeliji. I ponovo, ukoliko je neto promena napona dovoljno jako izražena, natrijumski kanali će se otvoriti u blizini ćelijskog tela, izazivajući akcioni potencijal u ovoj novoj ciljnoj ćeliji. To znači da sama nova ciljna ćelija prenosi dalje signal i tako postaje jedna od hiljadu ćelija koje vrše uticaj na neku sledeću novu ciljnu ćeliju i tako dalje u ponavljajućem nizu električnih i hemijskih događanja.

U našem mozgu ima oko sto milijardi neurona. Da bismo stekli predstavu o tome koliko je to sto milijardi, odgovarajuća analogija je amazonska kišna šuma. Amazonska kišna šuma zauzima 2,700,000 kvadratnih milja (približno 7,000,000 km^2 *prim prev.*) i sadrži oko sto milijardi stabala. Ima toliko stabala koliko neurona u mozgu. Ali, metafora ne mora da se zaustavi na ovome: ako dalje razmotrimo ogroman broj veza između neurona, možemo reći da ih ima koliko i lišća na drveću u amazonskoj džungli. Praktično je nemoguće zamisliti na nekoj opštoj skali, žestinu hemijske i električne aktivnosti, čak i ako bi samo 10 posto naših sto milijardi neurona signalizirali u jednom trenutku.

U svakom slučaju, nije na prvi pogled očigledno zašto bi mozak radio baš na ovaj način. Najzad, treba mnogo energije da se sastave transmiterske supstance, što zahteva kompleksnu seriju hemijskih reakcija. Šta više, lanac električno-hemijsko-električnog signaliziranja nedvosmisleno funkcioniše samo ako se transmiter brzo ukloni iz sinapse, pošto je obavio svoj posao. Čak i ovaj proces uklanjanja opet zahteva energiju, ili zato što će se transmiter reapsorbovati nazad u ćeliju koja koristi energiju, ili zato što će se transmiter razgraditi van neurona, pomoću enzima koji troše energiju.

Još jedan problem s ovim sistemom hemijskog signaliziranja je vreme. Videli smo da mali molekuli brzo difunduju kroz sinapsu, ali ceo proces sinaptičke transmisije trajaće nekoliko milisekundi. Ako bi neuroni bili fuzionisani zajedno i ako bi radili samo putem provođenja električnih impulsa, bilo bi to mnogo brže. Po svemu sudeći, postoje neki kontakti tipa „neuron-na-neuron", u kojima neuroni izgledaju spojeni i gde nema potrebe za hemijskom sinapsom. Ironično je, ali Goldži je bio, bar u ovim slučajevima, ipak u pravu. U takvim okolnostima, ne koristi se nikakav transmiter, već se električni signal provodi lako i brzo preko ovih kontakata malog otpora (tzv. eng. *gap junctions*, pukotinasti spojevi). Ne samo da je ova vrsta električne transmisije mnogo brža, nego i ne povlači za sobom upotrebu hemikalija koje troše energiju. A ipak je većina sinapsi u mozgu hemijska. Hemijska transmisija mora, prema tome, imati ogromnu prednost da bi opravdala takvo rasipanje vremena i energije.

Pomislite, još jednom, koliko mnogo dolazećih signala može formirati sinapse sa ciljnom ćelijom: čak stotinu hiljada. U svakom pojedinačnom slučaju, kao što smo videli, oslobodiće se različite količine transmitera, u zavisnosti od broja akcionih potencijala koji stižu u svaki završetak. Aktivacija neurona nije fiksirana, već može da varira između stotinu hiljada posebnih slučajeva. Šta više, budući da postoji mnogo različitih hemikalija, od kojih svaka ima svoju metu, posebno napravljenu za tu svrhu, različiti transmiteri će imati različite efekte na konačni napon. Za razliku od toga, električna transmisija će biti ograničena karakteristikama pasivnog provođenja svake pojedine nervne spojnice. U poređenju sa hemijskom transmisijom, električna transmisija je, iako brza i ekonomična, ipak mnogo manje varijabilna i raznovrsna. S druge strane, hemijska transmisija mozgu obezbeđuje neverovatnu raznovrsnost: različite hemikalije vrše različite funkcije u različitom stepenu na različitim mestima.

Ponekad transmiter može imati još suptilniju ulogu u neuronalnoj komunikaciji. Može uticati na to kako će ciljna ćelija na kraju odgovoriti na dolazeću poruku, čak i ako ne prenosi sam tu poruku. Ovakav uticaj na neuronalnu signalizaciju naziva se neuromodulacija. Koncept neuromodulacije, relativno nov u poređenju sa dešavanjima u okviru sinaptičke transmisije koji su nam danas poznati, dodatno pojačava hemijsku signalizaciju. Za razliku od klasične sinaptičke transmisije, kod koje smo posmatrali pojedinačni događaj u nekom neodređenom trenutku, ideja o vršenju uticaja na odgovor ciljne ćelije obuhvata i dodatnu dimenziju određenog vremenskog perioda: prvo se desi jedna stvar, uticaj na ćeliju, a zatim se dešava druga, konkretni signal, pojačan ili prigušen. Neuromodulacija dopunjava klasičnu sinaptičku transmisiju, na isti način kao što video film može da dopuni fotografiju. Pojava ovakvog uticaja, koji traje određen vremenski period, teško da bi se mogla postići prostom pasivnom difuzijom električne struje od jedne do druge ćelije.

Upravo je, zbog ove hemijske specifičnosti moždane funkcije, mozak, bar po mom mišljenju, izrazito obeshrabrujući cilj za one koji pokušavaju da ga modeluju putem kompjutera. Ako se, elektronskim mikroskopom velike jačine, pogleda mreža neurona, više će ličiti na neki kotao sa tajanstvenim grudvama uronjenim u masu vlakana nalik na rezance, nego na ploču sa integrisanim kolom. A, ipak, mozak ima preciznost povezivanja naspram koje integrisano kolo izgleda samo kao bleda senka, a poseduje i raznovrsnost poput neke fabrike hemikalija. Kako se različite dolazne informacije stiču u pojedinačnoj ćeliji, tako će se *različite* hemikalije oslobađati i biće aktivne u bilo kom trenutku. Osim što dolazne informacije deluju na ovaj način, one izazivaju i oslobađanje različitih *količina* transmitera. Na kraju, svaki transmiter se privezuje na *svoj sopstveni* receptor koji ima svoj posebni način uticanja na napon ciljne ćelije. Prema tome, na svakom nivou mozga ima prostora za neverovatnu fleksibilnost i raznovrsnost, korišćenjem različitih kombinacija transmiterskih hemikalija.

Ova molekularna simfonija se teško može porediti sa situacijom unutar kompjutera. Prvo, i najočiglednije, mozak je u osnovi hemijski sistem – čak i elektricitet koji generiše potiče od hemikalija. Još značajnije je da se, osim protoka jona u i iz neurona, mnoštvo hemijskih reakcija neprekidno odigrava u uzburkanom, ali zatvorenom, svetu unutar ćelije. Ova dešavanja, od kojih neka određuju kako će ćelija u budućnosti odgovarati na signale, nemaju direktne električne duplikate ili bilo kakve jednostavne analoge u kompjuteru.

Drugo, hemijski sastav samih neurona je promenljiv, pa prema tome, ne postoji odvojena i nepromenljiva mašinerija, hardver, kao kontrast softverskom paketu koji se može dalje programirati. Šta više, sposobnost neprestane promene unutar mozga, dovodi do treće razlike u odnosu na silikonske sisteme: naravno, kompjuteri mogu da 'uče', ali malo njih se menja sve vreme da bi dali nove odgovore na iste komande.

Istina je, napredne robotske naprave mogu, naizgled, da organizuju i reorganizuju svoja električna kola da bi se prilagodile na određene spoljne signale, ali se tu ipak i dalje prati niz pravila – algoritama – koji su uprogramirani. Mozak ne radi obavezno po algoritmima: koje bi pravilo bilo za, na primer, zdrav razum? Fizičar Nils Bor (Niels Bohr) je, jednom, opomenuo studenta: „Nemoj samo da logično zaključuješ, već razmišljaj". Zapravo, nikakva spoljna inteligencija ne programira mozak: mozak je proaktivan, spontano reaguje kada odluči da povede svoje telo u šetnju samo zato 'što mu se tako prohtelo'. Kompjuter može da obavi neke stvari isto kao mozak, ali to ne dokazuje da ta dva entiteta rade na sličan način ili služe sličnoj svrsi. Kompjuter, koji ništa ne radi, ne ispunjava svoju primarnu funkciju; osoba koja ništa ne radi možda upravo doživljava otkrovenje.

Još nešto se može uvideti posmatranjem hemijske komunikacije između neurona, može se bolje shvatiti zašto je tako teško uskladiti pristupe 'odozgo-naniže' i 'odozdo-naviše', uraditi ekstrapolaciju od jednog događaja u pojedinačnoj sinapsi, na funkciju celog mozga. Mozak je izgrađen od pojedinačnih neurona u mrežama rastuće složenosti. Ove veze ne liče na lanac ljudi koji se drže za ruke ili na dečju igru u kojoj se poruka prenosi s jednog kraja reda na drugi da bi, na kraju, postala potpuno izvitoperena. Umesto toga, setite se da deset do sto hiljada neurona stupa u kontakt sa svakim pojedinačnim neuronom. Za uzvrat, svaki neuron postaje jedna, od mnogo hiljada informacija, koje stižu do sledeće ćelije u mreži. Ako bismo uzeli komadić mozga, velik kao glava šibice, na toj površini bi moglo da bude i do milijardu veza.

Pogledajte samo spoljašnji sloj mozga, korteks. Ako biste brojali veze između neurona u ovom spoljašnjem sloju, brzinom od jedne veze u sekundi, trebalo bi vam trideset dva miliona godina da ih prebrojite! Treba imati u vidu da su hominidi evoluirali pre samo sedam miliona godina, što znači da bi brojanje trajalo četiri puta duže nego što je bilo potrebno ljudskim bićima da evoluiraju. Što se tiče broja različitih kombinacija u povezivanju, samo u korteksu, to bi prevazišlo broj pozitivno naelektrisanih čestica u celom univerzumu!

Holistička funkcija mozga nema jednostavnu, 'jedan-na--jedan', korespondenciju sa svakom sinapsom ili transmiterskom klasom. Gruba i vrlo pojednostavljena analogija bila bi da kažemo da simfonija nema direktnu korespondenciju sa sviranjem jedne trube. Jedan način na koji se mozak može simultano posmatrati iz obe perspektive, i 'odozgo-naniže' i 'odozdo-naviše', jeste da se razmotri delovanje lekova i droga. Možemo videti kako i droge utiču na ponašanje, dok u isto vreme menjaju i hemijsku komunikaciju u pojedinačnim sinapsama. Ipak je, naizgled samostalni i nepromenljivi razum, potpuno prepušten na milost i nemilost našem fizičkom mozgu, našim neuronima.

Među mnogim drogama koje ljudi uzimaju da bi promenili svoje raspoloženje, nikotin je, verovatno, najuobičajenija. Nikotin stiže do mozga u roku od deset sekundi po-sle prvog uvučenog dima cigarete, i mogu se videti trenutne promene u EEG-u pušača, koji postaje desinhronizovan (vi-deti Poglavlje 2), što ukazuje na stanje smanjene opušteno-sti (relaksiranosti).

Nikotin zapravo deluje na jedan tip receptora – jednu od zona za privezivanje transmitera – koji je, normalno, rezer-visan za neurotransmiter acetilholin. Ova reakcija je primer jednog načina na koji lek ili droga mogu da deluju: da imi-tiraju efekte prirodnog transmitera. Međutim, ova mimikri-ja (imitacija, oponašanje, *prim. prev.*) je pre karikatura nego poboljašanje normalnog delovanja acetilholina, i to iz dva razloga. Prvo, stepen stimulacije receptora je mnogo veći nego što bi normalno bio za sam acetilholin. Učestala i pre-terana stimulacija receptora za acetilholin u mozgu imaće dugotrajne efekte na moždano funkcionisanje: receptori će postajati sve manje i manje osetljivi, jer se stimulišu mnogo više nego što bi ih normalno stimulisao acetilholin. Pošto se ciljni neuroni navikavaju na ove veštački povećane nivoe hemikalije, postepeno dolazi do habituacije: neuroni ne mo-gu više da normalno funkcionišu sa uobičajenim količinama acetilholina. Zbog toga se javlja potreba za nenormalnim stepenom stimulacije koji pruža droga. To je hemijska osno-va zavisnosti.

Drugo, dok acetilholin deluje na nekoliko različitih ti-pova receptora, da bi se postigla uravnoteženija aktivnost, nikotin deluje samo na jedan receptorski tip, još jednom do-vodeći do vrlo jednostranih efekata. Ovi neuravnoteženi efekti će se takođe ispoljavati i na globalnijem nivou, van mozga: nikotin stavlja telo u ratno stanje, spremno za borbu ili bežanje. Srce brže kuca i krvni pritisak se povećava. Verovatno je povratna informacija koja stiže do mozga o tome da je pušač u takvoj situaciji 'borbe ili bega', sama po sebi uzbudljiva ili zadovoljavajuća. Međutim, najčešće će pušači zapaliti samo zato što im mozak signalizira da tim njegovim receptorima treba još stimulacije.

Još jedna droga koja funkcioniše kao karikatura prirodnog transmitera, mada različitog od acetilholina, je morfin. Morfin se pravi od specijalne vrste maka (*Papaver somniferum*): nazvan je po bogu sna, Morfeju, jer, kod ljudi izaziva pospanost i opuštenost. Heroin je derivat morfina, hemijski modifikovan da lakše stiže do mozga – zbog toga, heroinski zavisnici više vole ovu supstancu, jer brže ulazi u mozak i tako im daje brži efekat, tzv. „raš"(eng. rush). Nuspojave, posle uzimanja heroina, uključuju sužavanje zenica, konstipaciju (izazivanje zatvora) i supresiju refleksa kašljanja. Zapravo, zbog ova dva poslednja delovanja, ranije se prodavao kao efikasni sastojak lekova protiv kašlja i dijareje.

Pogubno delovanje morfina i heroina ogleda se u usporavanju ritma disanja, putem direktnog inhibitornog dejstva na najosnovniji deo mozga, respiratorni centar u produženoj moždini, malo iznad kičmene moždine, koji kontroliše disanje. Ponekad ovo dejstvo može biti tako jako da disanje potpuno prestaje i osoba umire. U suštini, inhibicija disanja je najčešći akutni uzrok smrti pri korišćenju heroina.

Pored ovih očigledno opasnih efekata, klinički najznačajnije delovanje morfina je ublažavanje bola. To je najefikasniji poznati analgetik, ali, zbog svojih adiktivnih osobina, predstavlja tretman izbora samo u slučajevima vrlo jakog ili hroničnog bola, ili kod neizlečivo bolesnih. Fascinantno zapažanje o prirodi bola dolazi od pacijenata koji uzimaju morfin: oni često izjavljuju da mogu da osete bol, ali da im to više ne smeta. Može li ovo delovanje da objasni zašto zdravi ljudi, koje ništa ne boli, ipak uzimaju heroin za 'uživanje'? Moguće je da, na sličan način, uživaoca heroina više ne dotiču svakodnevne brige i nemiri (običnog) života. Taj razlog uzimanja heroina uskoro ustupa mesto jednom drugom razlogu, a to je, da se prosto zadovolji žudnja za drogom.

Hajde da ponovo pogledamo sinapsu. Morfin deluje tako što podražava određenu klasu prirodnih transmitera koje posedujemo u svom telu. Morfin ima dovoljno sličnu molekularnu konfiguraciju da se odmah uklopi u receptorski protein koji je napravljen po meri ovih naročitih transmitera (nazvanih enkefalin, endorfin i dinorfin; videti Poglavlje 2). Na ovaj način droga može da zavara ciljni neuron da ga upravo aktivira prirodni hemijski glasnik. Postojanje ovih prirodnih agenasa u našem telu je bilo veliko otkriće sedamdesetih godina dvadesetog veka, agenasa koji deluju, baš kao što smo videli za acetilholin, tako što prenose signale među određenim neuronima. Šta više, bar deo ove normalne signalizacije, izgleda da je, u normalnim situacijama, važan za ublažavanje bola; na primer, ako se delovanje enkefalina blokira određenim lekom (naloksonom), čovekov doživljaj bola se pogoršava. Slično tome, nalokson sprečava, bar u izvesnoj meri, neke analgetičke efekte akupunkture (videti Poglavlje 2). Posredovanje endorfina u analgeziji izazvanoj akupunkturom objasnilo bi sporu početnu pojavu efekta, kao i njegovo trajanje čak i posle uklanjanja igala. Možda, akupunkturne igle, ubodene na kritičnim mestima, deluju,

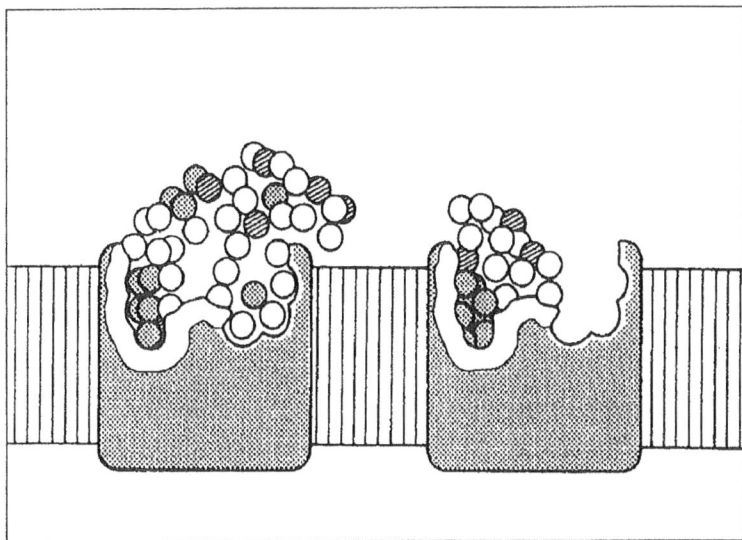

SLIKA 7: Uklapanje hemijskog transmitera u sopstveni specijalizovani receptor. Sa leve strane je supstanca koja se normalno nalazi u mozgu i savršeno se uklapa u specijalni receptor. Ova interakcija će inicirati električne signale u neuronu. Moguće je napraviti lekove i droge koje imaju sličan oblik kao transmiteri i koje će tako moći da kopiraju delovanje transmitera. U ovom slučaju, morfin je droga sličnog oblika kao transmiter enkefalin. (Adaptirano iz C. Blejkmor (C. Blakemore), *The Mind Machine*, BBC Books, 1988).

delom, tako što dovode do oslobađanja enkefalina i srodnih jedinjenja (videti Sliku 7).

Koja bi bila razlika između upotrebe heroina i prirodnog delovanja enkefalina u mozgu? Nismo svi mi u opasnosti da postanemo zavisnici, samo zato što imamo prirodni analog morfina/heroina u svom mozgu. Ponovo se razlika između opioidnih peptida i morfina može uporediti sa razlikom između acetilholina i nikotina. Opioidni peptidi se oslobađaju na različitim mestima u mozgu, u različitim tre-nucima i u malim količinama. Međutim, kada se uzme dro-ga, kao što je morfin ili heroin, ona deluje odjednom na sve moguće moždane regione, u bukvalno svakoj odgovaraju-ćoj sinapsi: preplavljuje normalne receptore. Kao posledica takve preterane aktivacije, receptor se navikava na ove po-većane količine hemikalije i tako postaje manje osetljiv na normalne količine. Ovaj proces nishodne regulacije se na-stavlja, pa je sve više i više droge potrebno da bi se postigli isti početni efekti. I opet, zavisnost je neizbežna posledica.

Još jedna opasna droga koja izaziva zavisnost je kokain. Slična je novijem krek-kokainu, s tim što je krek (eng. *crack)* hemijski modifikovan tako da može da se puši, a ne da se ušmrkava. Kokain se dobija iz žbuna koke, koji raste u An-dima, između 1000 i 3000 metara nadmorske visine. Dva miliona stanovnika u planinskim predelima Perua godišnje konzumira blizu 9 miliona kilograma ovog lišća, tako što žvaću ili sisaju lišće da bi osetili prijatne efekte. Kokain de-luje na hemijski transmiter u mozgu, koji se naziva noradre-nalin. Za razliku od nikotina i morfina, koji direktno imiti-raju delovanje acetilholina odnosno endorfina (nikotin imitira dejstvo acetilholina a morfin endorfina), kokain de-luje na drugačiji način. Ova droga povećava raspoloživost same prirodne hemikalije. Kokain blokira proces kojim se noradrenalin normalno uklanja sa mesta delovanja, pošto je izvršio svoju funkciju: droga blokira apsorbovanje transmi-tera u unutrašnjost neurona, zbog čega transmiter izaziva nenormalno produženi efekat.

Kokain je opasan zato što, ne samo da povećava raspo-loživost noradrenalina u mozgu, već podiže nivoe ovog transmitera i na mestima delovanja širom tela, tamo gde različiti nervi kontrolišu vitalne organe. Efekat noradrenalina je da uvede telo u stanje veštačkog stresa. Srčani ritam i krvni pritisak se povećavaju, na taj način dovodeći do opasnosti od moždanog udara. Amfetamin (spid, eng.*speed*) ima sličan efekat, jer izaziva preterano oslobađanje noradrenalina i njegovog prekursora, transmitera dopamina. Dodatno, amfetamin još više povećava raspoloživost ovih snažnih transmitera, tako što sprečava njihovu apsorpciju u neurone.

Dopamin, noradrenalin, čak i acetilholin, oslobađaju se iz grupe neurona u primitivnom delu mozga (produženoj moždini), u difuznom rasporedu koji podseća na fontanu, i tako stižu do sofisticiranijih regiona korteksa i subkortikalnih stuktura neposredno ispod korteksa (videti Poglavlje 1). Ovi transmiterski hemijski sistemi širokog opsega u vezi su sa stepenom budnosti, uključujući tu i san i potpuno budno stanje. Osim toga, oni mogu da utiču i na nervnu aktivnost, da je moduliraju, širom celog mozga. Ne iznenađuje činjenica da droge koje mogu da izmene ove sisteme, tako modifikuju i stepen budnosti. Na primer, uživaoci amfetamina ne mogu da miruju. Ne mogu da se koncentrišu i neprestano ih uznemiravaju naizgled neutralni objekti i događaji iz spoljnog okruženja. Amfetaminski uživaoci, na više načina, liče na šizofreničare, po tome što su konstantno prepušteni na milost i nemilost spoljašnjem svetu, bez ikakvih unutrašnjih resursa razuma, pomoću kojih bi, na odgovarajući način, ustanovili šta se dešava.

Treće opojno sredstvo, ekstazi (3,4-metilenedioloksimetamfetamin, MDMA, eng. *ecstasy*) pogađa i četvrti transmiterski sistem (5-HT, poznat i kao serotonin), koji takođe nadire naviše i naniže iz produžene moždine. Ekstazi se često označava kao halucinogen, jer daje osećaj vantelesnog postojanja, kao i preplavljujuće osećanje ushićenosti. Ova droga izaziva preterano oslobađanje serotonina. Poplava serotonina u mozgu dovodi do dramatičnih efekata na metabolizam, na regulaciju temperature. Osim osećaja euforije, ova droga izaziva hiperaktivnost; upravo ti neprekidni i ponavljajući pokreti obično karakterišu igrače na rejvovima, gde je često moguće dobiti ekstazi. Sličan efekat se, zapravo, može videti kod pacova. Normalni pacov će, pošto se stavi u kutiju, staloženo istraživati teritoriju, ispoljavajući niz različitih pokreta, kao što su njuškanje, sedanje na zadnje noge, hodanje i umivanje. Međutim, kada se pacovu dâ ekstazi, on počinje da neprestano ponavlja jedan isti pokret, van konteksta svog normalnog repertoara ponašanja. Ovaj ponavljajući pokret ima uznemirujuću sličnost sa ponavljajućim plesnim pokretima koje ispoljavaju ljudi pod dejstvom droge.

Još uvek nije poznato da li do efekata ekstazija dolazi zbog toga što izaziva eksplozivno oslobađanje serotonina, ili zato što pražnjenje rezervi transmitera, koje nastupa kao posledica, predstavlja problem. U svakom slučaju, ozbiljno se razmatra činjenica da danas imamo dokaze da kod pacova, ponavljana upotreba ekstazija tokom dugog vremenskog perioda, dovodi do odumiranja grupe neurona (jezgra rafe) iz koje se snop aksona širi, nalik na fontanu, iz produžene moždine naviše, u difuznom poretku, do viših regiona mozga. Ovi neuroni su asocirani sa regulacijom većeg broja vrlo osnovnih funkcija, uključujući tu i spavanje.

Ovi neuroni koji oslobađaju serotonin, raspoređeni u obliku fontane, su, isto tako, i ciljno mesto mnogih lekova protiv depresije. Mnogi antidepresivi deluju tako što povećavaju raspoloživost serotonina, mada drugačijim mehanizmom i na način koji nema za rezultat odumiranje neurona. Do sada najpopularniji antidepresiv, Prozak (eng. *Prozac*), deluje na taj način. Međutim, ako je neto povećanje raspoloživosti serotonina asocirano sa 'srećom', proizlazi da uzimanje droge kao što je ekstazi, koja pojačava oslobađanje serotonina, na kratke staze dovodi do sličnog efekta. Ako, za razliku od antidepresiva, ponavljana upotreba ekstazija prouzrokuje odumiranje nervnih završetaka, a prema tome i trajno pražnjenje rezervi serotonina, tada bi se moglo pretpostaviti da bi produžena upotreba ekstazija izazivala depresiju, kao sporedni efekat. I zaista, ima podataka koji ukazuju na to da dugotrajno korišćenje ekstazija može biti praćeno depresijom i samoubistvom.

Možemo videti da droge utiču na mozak na mnogo načina, budući da deluju na niz hemikalija u mozgu, kao i da postoji mnogo različitih etapa sinaptičke transmisije u koje mogu da se umešaju. Nikotin i morfin podražavaju određena, prirodna jedinjenja tako što deluju na njihove receptore, dok kokain povećava raspoloživost supstance druge vrste, pre nego što ona difunduje kroz sinapsu. Ekstazi se razlikuje po tome što zapravo, u mozgu prazni rezerve još jednog tipa transmiterske hemikalije. Budući da u mozgu imamo tako mnogo transmiterskih hemikalija, postoje visoko specijalizovana ciljna mesta, kao i ovi vrlo raznovrsni načini, na koje droge mogu da deluju. Poznato nam je, do izvesnog stepena, šta koja droga može da učini, ali ne znamo zaista pune efekte na duge staze, kao ni sporedne efekte do kojih dolazi u ostalim delovima tela.

Možda je i najizazovnije pitanje o vezi između poznatih molekularno/ćelijskih promena i promena u načinu na koji osećamo. Zašto bi, zapravo, preterana stimulacija enkefalinskih receptora putem morfina uzrokovala subjektivne senzacije euforije i neosetljivost na bol? Kako antidepresivi, delujući na nivou sinapse tako da se povećava raspoloživost serotonina, dovode do ublažavanja depresije? Ova zagonetka je naročito teška, ako uzmemo u obzir da antidepresivi imaju biohemijski efekat već posle nekoliko sati, ali da im je, za terapeutski efekat, potrebno oko deset dana. Očigledno je da nema jednostavne, 'jedan-na-jedan' relacije između pojedinačne klase molekula i određenog raspoloženja.

Na ovaj način, razmatranje delovanja droga, naglašava još uvek neuhvatljivu prirodu veze između specifičnih i detaljno definisanih događaja u sinapsi i načina na koji ta sinaptička događanja, zapravo, formiraju osećanje, emociju. Jedan od najvećih izazova neurofiziologije je da razjasni kako se, recimo, sreća, koja kao fenomen pripada pristupu 'odozgo-naniže', može objasniti korišćenjem sinaptičke transmisije i hemijske modulacije, što su gradivni blokovi za pristup 'odozdo-naviše'. Zaista je zavodljivo zamišljati da naša unikatna svest, zapravo zavisi od mešavine moždane supice i varnice. Pitanja o tome kako se jedinstveni, samostalni mozak montira i sklapa i kako se ispoljava, biće razmatrana, tim redom, u sledeća dva poglavlja.

POGLAVLJE 4

ĆELIJA NA ĆELIJU

Jednom su pitali fizičara Majkla Faradeja (Michael Fara-day) „Od kakve je koristi elektricitet?“. On je odgovorio, ci-tirajući Frenklina, „Od kakve je koristi novorođenče?“ Lako je shvatiti šta je Faradej hteo da kaže: ljudske bebe izgleda-ju naglašeno bespomoćne. Potrebno je oko šesnaest godina da shvatimo kakav potencijal imamo kao odrasli, dok je pa-covu, rođenom u roku od dvadeset šest dana posle začeća, potrebno samo oko dva meseca da dostigne punu zrelost. Slon provede više nego dvostruko duže vremena u materi-ci, nego što mi provodimo, oko dvadeset do dvadeset dva meseca, ali zato dostiže zrelost sa jedanaest godina. Pa, za-što onda mi, u poređenju sa drugim životinjama, imamo ta-ko dugo šegrtovanje za pravi život? Hiljadu osamsto osam-deset treće godine, filosof i istoričar, Džon Fiske (John Fiske), populizator evolucionističke teorije u Sjedinjenim Državama, postavio je pitanje:

„ Kakvo je značenje ranog detinjstva? Šta znači ta činje-nica da čovek dolazi na svet, bespomoćniji od bilo kog dru-gog stvorenja i da mu je potrebno mnogo duže vreme ne-go bilo kom drugom živom biću, nežna pažnja i mudar savet starijih?“ Mi ćemo istražiti to pitanje, dok posmatramo razviće mozga i dok identifikujemo faktore koji formiraju jednu individuu.

Život počinje fertilizacijom (oplođenjem) majčine jajne ćelije, kada se samo jedan očev spermatozoid zarije u jajnu ćelliju. Ovaj proces indukuje hemijske promene koje sprečavaju ulazak drugih spermatozoida iz nagomilanog mnoštva koje vrvi oko jajne ćelije. Ali, dug je put od jedne jajne ćelije, dijametra od oko 0,005 inča (oko 0,1mm *prim.prev.*) do mozga. Prvi korak ka građenju mozga, a zapravo i drugih delova tela, jeste formiranje jedinstvene ćelije od jajne ćelije i spermatozoida: formiranje zigota. Posle samo jednog dana, nekih tridesetak časova od začeća, zigot se deli na dve ćelije i, zatim, ponavlja taj proces, opet i opet, tako da se, u roku od tri dana, preobrazi u loptu ćelija koja podseća na dudinju (na latinskom *morula*), pa se ta lopta-ćelija tako i naziva, *morula*.

Pet dana posle oplođenja, ćelije u moruli se dele u dve grupe. Jedna grupa formira spoljašnji zid, praveći šuplju sferu, dok se preostale ćelije skupljaju u čvrstu unutrašnju masu u jednom delu unutrašnjosti sfere. Sada je morula blastocist; ćelije u spoljašnjem zidu će obezbediti ishranu za embrion u razvoju, a embrion će se formirati od unutrašnje mase ćelija. Međutim, to je, još uvek, samo šest dana posle začeća. Sledeći, vitalno važan, stupanj je, da se blastocist implantira u unutrašnji zid materice, čime će novi život dobiti pristup svim hranljivim materijama koje su mu potrebne u sledećih trideset devet nedelja.

U tom periodu kada treba da se desi implantacija, unutrašnja lopta ćelija koja se sakupila u blastocistu, odvaja se od spoljašnjeg zida na mestu gde se fuzioniše sa matericom.

Ova bezoblična masa ćelija počinje da se zaravnjuje u embrionalni disk, ovalnog oblika i debljine kao dva jednoćelijska sloja. Neverovatno je zamisliti da je ovaj tanki mali disk prvobitni izvor svih različitih ćelija koje će napraviti ljudsko telo, ali, ipak, već i ove rane, začetničke ćelije, počinju da se međusobno razlikuju, mada tek u grubim crtama.

Posle oko dvanaest dana od začeća, određene ćelije u gornjem sloju diska počinju da se kreću ka sredini, kao u nekoj uvežbanoj plesnoj koreografiji. U sredini embrionalnog diska, ove pokretne ćelije se ubacuju između originalnog gornjeg i donjeg sloja, ređajući se duž diska i tako formirajući treći sloj ćelija. Embrionalni disk je sad debljine tri jednoćelijska sloja. U ovom stupnju se, prvi put, možemo fokusirati na budući mozak. Srednji sloj ćelija, izgleda, da šalje hemijske signale gornjem sloju ćelija, pa će se one ponovo diverzifikovati i postati neuroni. Embriolozi nazivaju ovaj gornji sloj prekursora neurona, neuralnom pločom.

Oko osamnaestog do dvadesetog dana posle začeća, neuralna ploča počinje da se menja u sredini, tako što središte počinje da tone, a ivice da se izdižu naviše i u stranu. Posle tri nedelje, ove ivice će početi da se podižu, praveći neuralni oluk. Ivice neuralnog oluka se, zatim savijaju na unutra i spajaju, tako da formiraju neku vrstu cilindra, neuralnu cev. Do kraja prvog meseca u materici, primitivni mozak je već formiran. Zapravo, mnogo pre nego što neuralna cev zadobije svoj oblik, mladi mozak je već počeo da se pokazuje. Čak i u stupnju neuralne ploče, posebni segmenti su već predodređeni da formiraju specifične moždane regione.

Do kraja pete nedelje u materici, već je moguće identifikovati dva ispupčenja na prednjem delu, koja su osnova za naše jako razvijene cerebralne hemisfere, kao i za neke regione ispod korteksa, kao što su bazalne ganglije, za koje smo videli u Poglavlju 2, da su važne za kretanje. Sav ovaj turbulentan, brz razvoj se odvija unutar lobanje. Lobanja u nastajanju ima membranozne regione koji joj dozvoljavaju da se širi i tako omogućavaju ovaj pomahnitali rast; tek mnogo kasnije u životu, kada mozak dostigne svoju punu veličinu, kosti lobanje mogu da se konačno međusobno fuzionišu.

Nastajući neuroni će se deliti, svaki za sebe, nekoliko puta, tako da dolazi do masivne proliferacije u broju ćelija: pri najvećoj brzini, ćelije će, vršeći deobu, davati 250,000 novih neurona svakog minuta! Primitivni mozak nastavlja svoje razviće dok vrh neuralne cevi zadebljava u tri formacije. Početkom drugog meseca, tu se mogu prepoznati moždani regioni. Prednji odsečak neuralne cevi se prvo savija na dva mesta, skoro pod pravim uglom u odnosu na kičmenu moždinu u razvoju, jer neki delovi mozga rastu brže od ostalih. Sam prednji deo se proširuje u dve hemisfere; a, u jedanaestoj nedelji, iz zadnjeg dela izbija izraštaj koji postaje lako prepoznatljiv mali mozak, cerebelum.

Šupljine u mozgu – ventrikule –formiraju se zato što je neuralna cev zatvorena. Ove ventrikule prave međusobno povezani lavirint koji se, na kraju, otvara u kičmenu moždinu, i kroz koji, zahvaljujući porama, cirkuliše bezbojna tečnost koja će kupati ceo mozak i kičmenu moždinu, donoseći život. To je cerebrospinalni fluid koji je filosof Galen (videti Poglavlje 1), pre mnogo vekova, smatrao za 'pneumu psihe', sedište duše, i iz kog se, danas, uzimaju uzorci putem rutinske dijagnostičke procedure, lumbalne punkcije.

U devetnaestom veku je bila popularna ideja da razviće ljudskog mozga odražava evoluciono razviće: po ovoj ideji, naš mozak u materici bi, prvo, ličio na reptilski mozak, pa na mozak ribe, zatim ptice i konačno, na mozak nižih sisara, kao što su pacovi, preko mačaka i sličnih, sve do viših sisara. Pri kraju trudnoće, mozak bi bio sličan mozgu najnaprednijih sisara, primata, od kojih se, sudbinskim sledom, konačno stiže do ljudi. Čak i u prvoj polovini dvadesetog veka, nastavilo se takvo mišljenje: u jednom od svojih romana, Oldos Haksli (Aldous Huxley) govori o „eks-ribi" (bivšoj ribi) koja stoji u svojoj odeći biskupa nudeći svoj biskupski prsten.

Koliko god da je ova ideja interesantna i privlačna, da ontogenija (individualno razviće) odražava filogeniju (razviće vrste), ipak ona ne važi zaista kao široka generalizacija. Neki mozak nije samo prosto 'razvijeniji' od nekog drugog, mozga neke 'niže' vrste. Evolucija više liči na žbun nego na lestvice, sa vrstama koje se razvijaju duž različitih linija, po diktatima i potrebama određenog načina života. Ni u jednom trenutku, ljudski fetalni mozak ne liči na, uzmimo za primer, mozak zmije, u kom su regioni asocirani sa čulom mirisa (olfaktorne tuberkule) naročito dobro razvijeni. Pre je slučaj da je svaki mozak evoluirao da bi odgovarao individualnom načinu života određene vrste. Ljudski cerebelum nikada, tokom razvića, ne zauzima ni polovinu ni 90 procenata ukupne moždane mase, kao što je slučaj kod živine i nekih riba, tim redom. Cerebelum je struktura koja se najmanje menjala kod različitih vrsta; međutim, visok procenat moždane mase posvećen cerebelumu je ono što predstavlja udaljavanje od osnovne šeme, varijacija na temu koja odgovara određenoj vrsti. Verovatno, u načinu života riba i kokoši, u poređenju sa ljudskim, mnogo više dominira potreba za pokretima koji su izvrsno koordinisani sa čulima. Neproporcionalno uvećavanje cerebeluma nije zvanični ritual prelaženja ka naprednijem mozgu, koji bi važio za sve vrste.

S druge strane, zapanjujuća karakteristika ljudskog mozga u razvoju je činjenica da korteks, u različitim stadijumima, dok ne dostigne punu zrelost, zaista podseća na korteks drugih vrsta. Korteks pacova, zečeva i morskih prasića (zamorčića), na primer, ima glatku teksturu, dok kod mačaka ima izvesne nabore. Tokom vremena potrebnog da se stigne do mozga primata, ovi nabori se upadljivo povećavaju, a površina samog zrelog ljudskog korteksa liči na orah. Zanimljivo je da se ovi nabori pojavljuju relativno kasno u razviću ljudskog mozga, oko sedmog meseca trudnoće (gestacije). Prednost naboranog korteksa je u tome da se veća površina može smestiti u ograničenom prostoru. Zamislite da gužvate papir da ga bacite u korpu za otpatke: što je papir zgužvaniji, to će manje mesta zauzeti.

U ovom slučaju bi izgledalo da je razviće naboranog korteksa primer da ontogenija odražava filogeniju. Ali, možda funkcija korteksa može direktno da se poveže sa generalnom sofisticiranošću mozga, koja ne zavisi od posebnosti načina života specifičnih za svaku vrstu. Ako je korteks najvažnija oblast za kognitivne procese, kao što je pomenuto u Poglavlju 1, onda je jasno da što više korteksa neko biće ima, to će imati i veće mogućnosti da se što bolje i fleksibilnije adaptira na konkretno okruženje.

S druge strane, delfini imaju više nabora na svom korteksu, nego što mi imamo, a ipak se misli da im je inteligencija na nivou psa. Veličina korteksa i prema tome i broj nabora, nije jedina odlučujuća karakteristika. Delfini imaju veći mozak, prosto zato što veličina nije ograničena, kao što je kod ljudi, veličinom karličnih kostiju majke. Iako delfini imaju veću površinu korteksa, ona je manje debljine nego kod ljudi, i neuroni su organizovani na manje složen način. Iz ovoga sledi da su nabori korteksa, očigledno, faktor koji utiče na određivanje eventualne moći mozga, i da se povećavaju tokom našeg rasta u materici, kao i tokom evolucije, ali postoje i drugi faktori koji su takođe važni.

Na nivou osnovnih gradivnih blokova, neurona, redosled događaja tokom rasta mozga je isti za sve vrste. Budući da je mozak sastavljen od neurona, kada treba da raste, to znači da broj tih neurona mora da se povećava. Ćelije predodređene da budu neuroni odgovaraju na potrebe mozga u razvoju, tako što se dele na po dve ćelije. Da bi izvršio deobu, neuron prekursor započinje kratko putovanje koje se može ponoviti nekoliko puta. Pružajući napolje nastavke nalik na pipke, centralna masa neurona počinje da se migolji iz spoljnog dela neuralne cevi ka centru. Kad masa stigne u centar, jedro će se podeliti i dve novonastale ćelije će se odgurnuti unazad ka spoljnoj ivici neuralne cevi ne bi li otpočele taj ciklus ispočetka.

Važno je zapamtiti da mozak nije samo homogena masa, već se, kao što smo videli u Poglavljima 1 i 2, sastoji od visoko specijalizovanih regiona koji se mogu razlikovati po obliku i po operacijama koje vrše, kao deo ukupnih moždanih funkcija. Za mozak koji raste nije od vitalne važnosti samo da ima što više ćelija, već i da one budu u odgovarajućim regionima. Neuron, prema tome, pošto je prošao kroz nekoliko ciklusa deobe, mora da migrira na svoju pravu lokaciju u novom mozgu.

U početku će neuroni jednostavno migrirati iz spoljnog ka unutrašnjem regionu neuralne cevi, ali kako ova zona zadebljava od pristiglih ćelija i postaje dobro definisana, tako će se ćelije kretati u različitim pravcima, u skladu sa svojim različitim predodređenostima. Na primer, neke ćelije koje se kreću tačno ispod ovog središnjeg regiona, postaće specijalan tip neurona – interneuroni – koji povezuju druge neurone u mala, lokalna, nervna kola. Druga mogućnost je da neke od ovih ćelija koje se kreću ka tom regionu postanu glijalne ćelije.

Glijalne ćelije uopšte nisu neuroni, ali mozak obiluje njima i one, u stvari, premašuju broj neurona u odnosu deset prema jedan. Termin *glija* potiče od grčke reči za ʼlepakʼ. Kada su ove ćelije prvi put primećene, izgledalo je da se one lepe za neurone. Ima više tipova glijalnih ćelija sa različitim funkcijama. Jedan glijalni tip (makrofagi) ima ulogu u otklanjanju ostataka mrtvih ćelija u mozgu posle povrede; druga klasa glijalnih ćelija generiše masni omotač oko mnogih neurona koji deluje kao električni izolator.

Tip glijalnih ćelija nazvan astrocit, po svom zvezdastom obliku, najšire je rasprostranjen tip, a izgleda da nema jednu specijalizovanu ulogu. Prvobitno se mislilo da astrociti imaju prilično pasivnu funkciju, da sprečavaju neurone da se migolje naokolo, tako što obrazuju neku vrstu biološke mrežice, poznatije pod stručnim nazivom ekstracelularni matriks. Međutim, danas je jasno da astrociti imaju mnogo širi opseg različitih i vrlo dinamičnih uloga. Kod zdrave odrasle osobe, ove ne-neuronske ćelije štite neurone tako što osiguravaju da mikrosredina oko neurona ostane benigna (neškodljiva) po svom hemijskom sastavu. One deluju kao neka vrsta sunđera ili pufera za uklanjanje hemikalija čiji nivo postaje preterano visok ili potencijalno toksičan. U slučaju pravog oštećenja neurona, astrociti će udvostručiti svoje napore i povećaće se i u veličini i po broju, tako da mogu da oslobađaju velike količine supstanci koje će omogućiti kasniji rast neurona, kao i oporavak od povrede.

Kako glijalne ćelije mogu biti važne za migraciju neurona do udaljenih ćoškova mozga u razvoju? Iako smo daleko od toga da dobro razumemo neuralnu migraciju, ipak je poznato da je jedan posebno važan posao glijalnih ćelija u razviću, to da deluju kao neka vrsta privremenih skela. Glijalne ćelije kreću sa svojih mesta nastanka pre neurona, kao da postavljaju šine. Po tim njihovim brazdama, neuroni se onda migolje uz glijalne ćelije, kao da su na nekoj vrsti železnice. Ako nema glije, određeni neuroni neće moći da migriraju, što može imati strašne posledice.

Jednu od najpoznatijih ilustracija problema koji nastaju kada neuroni u mozgu nisu u stanju da migriraju duž svoje glijalne železničke pruge, pruža jedan mutantni soj miševa, tzv.*weaver* (tkač,njihalica eng. *to weave* = tkati, plesti, ali i ići njišući se *prim. prev*), tako nazvan zato što ispoljava ozbiljan poremećaj kretanja. Umesto da hodaju u jednom pravcu, ovi miševi odjednom krenu u nekom slučajno odabranom pravcu, i generalno gledajući, vrlo su slabi i podložni

neprestanom drhtanju. Problem *weaver*-miša se nalazi u nje-
govom malom mozgu na zadnjem delu glave, u cerebelu-
mu. Zbog mutacije u genima, glijalne ćelije u ovom regio-
nu se ne razvijaju kao što bi trebalo, što dovodi do toga da
klasa cerebelarnih neurona ne migrira na svoje odgovaraju-
će mesto. U odgovor na to i drugi neuroni se pogrešno or-
ganizuju i ceo cerebelum ostaje nenormalno mali. Kao što
smo videli u Poglavlju 2, budući da je cerebelum važan za
koordinaciju pokreta i čula, ne iznenađuje da životinje sa ta-
ko osakaćenim cerebelumom ispoljavaju poremećaje kreta-
nja. U ovom trenutku je misterija kako svaki neuron zna ka-
da da siđe sa železnice, da se spusti u svoje određeno mesto
u budućem mozgu.

Kako se sve više i više neurona umnožava, migrira duž
glijalne železnice i zatim smešta na svoja mesta, tako poste-
peno mozak raste, akumulirajući ćelije, sloj po sloj, pomalo
nalik na crni luk. Konačno, najudaljeniji spoljašnji sloj, kor-
teks, počinje da se sklapa od inicijalnog tankog sloja ćelija,
kortikalne ploče. Kako pristiže još ćelija, tako one prolaze
kroz ovaj prvi sloj novog korteksa da bi formirale drugi sloj,
i tako redom. U zrelom korteksu, ukupno ima šest slojeva.
Neuroni koji su stigli prvi tokom razvića, čine najdublji sloj
korteksa, najdalji od spoljne površine mozga; neuroni u naj-
udaljenijem spoljašnjem sloju korteksa, koji formiraju samu
površinu mozga, poslednji su migrirali.

Šta dovodi do toga da ćelija postane kortikalni neuron?
I opet je, kao i za spuštanje sa glijalne železnice, malo poz-
nato o načinima neuralne specifikacije. Znamo da u mozgu
postoje molekuli, poznati pod nazivom ćelijski adhezivni
molekuli, koji mogu da deluju pomalo nalik na nalepnice,

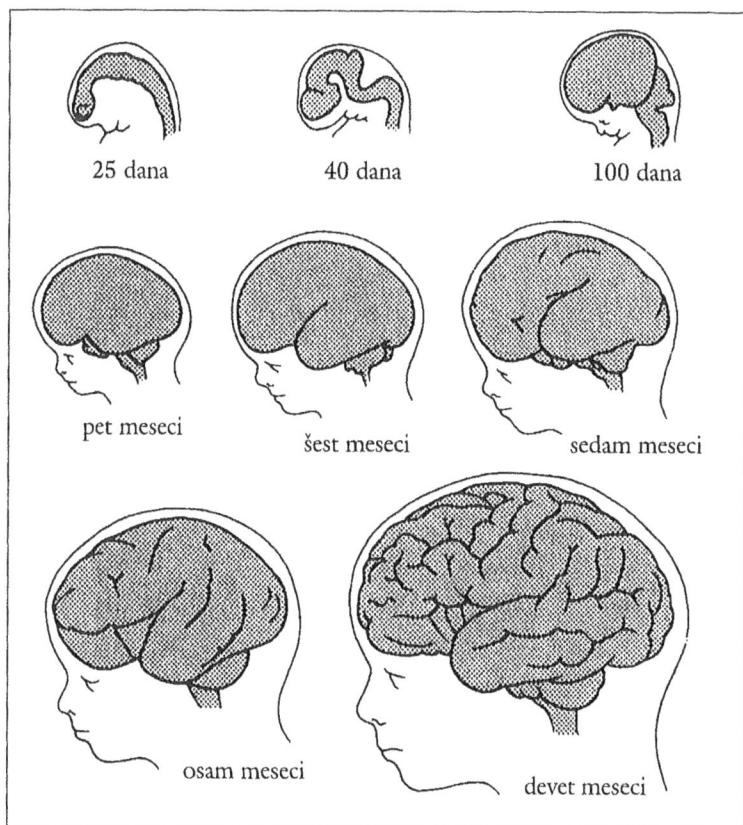

25 dana   40 dana   100 dana

pet meseci   šest meseci   sedam meseci

osam meseci   devet meseci

SLIKA 8: Ljudski mozak u razvoju (Pojednostavljeno iz M.Cowen, Scientific American Library Series, 1979).

tako da je neuronima lako da se, bukvalno, zalepe jedan za drugi, da bi formirali grupu. Na primer, postoje eksperimenti u kojima su uklonjene pojedinačne ćelije iz različitih delova mrežnjače u razvoju, i pomešane zajedno sa drugim neuronima iz drugih populacija potencijalnih moždanih regiona; originalne ćelije uzete iz mrežnjače nastoje da zadrže svoju specifikaciju tako što se međusobno pronalaze i ponovo skupljaju u grupu. Određivanje posebne veličine, oblika, lokacije i načina povezivanja nekog neurona će se dešavati u različitim trenucima. Uz to, verovatno je da je hemikalija koju će ćelija koristiti kao svoj transmiter, jednom zauvek određena čim neuroni prestanu da se umnožavaju. Do kraja devetog meseca trudnoće, imamo u svom mozgu najveći deo neurona od onog ukupnog broja koji ćemo ikada imati.(Videti Sliku 8)

I tako, sad smo se rodili! Rođenje omogućava mozgu da nastavi da raste, budući da bi, u suprotnom, glava uskoro postala suviše velika za grlić materice majke. U trenutku rođenja, ljudska glava je približno iste veličine kao kod šimpanze, oko 350 kubnih centimetara. Sa šest meseci, dostići će polovinu svoje konačne veličine, a sa dve godine, biće velika kao tri četvrtine odrasle glave. Sa četiri godine, ljudski mozak je četiri puta veći nego što je bio na rođenju i ima oko 1400 kubnih centimetara.

Čak i tokom prvog meseca života, beba već ima neke reflekse. Refleks, kao što smo videli u Poglavlju 2, je nepromenljiv odgovor na datu, fiksiranu situaciju. Jedan takav refleks je pokret hvatanja rukom, koji je u osnovi kasnije sofisticirane sposobnosti da se uhvate predmeti. Ovaj refleks se vidi ako se bebi blago istegne nadlaktica, da se malo udalji od tela. Bebin odgovor će biti da povuče svoju ruku, vraćajući je nazad do tela. Ovaj refleks hvatanja postaje sve prefinjeniji kako prolaze meseci. Osim što može da savije sve svoje prste oko predmeta koji joj se stavi tačno na dlan, beba postaje sposobna i da okrene ruku da uhvati predmet kojim se dotakne njena nadlanica. Konačno, beba može da izvede voljno hvatanje, što znači da može da posegne, po svojoj želji, za bilo čim što vidi.

Ovi stupnjevi razvoja refleksa hvatanja dešavaju se paralelno sa promenama u bebinom korteksu. Tokom prvih meseci života, u mozgu dolazi do masivnog povećanja izolatorske supstance – mijelina (videti Poglavlje 3). Kada se akson izoluje mijelinom, mnogo efikasnije provodi električni signal. Očigledno, pokret koji je tako delikatan kao što je namerno hvatanje, može da se desi samo kada neuroni u korteksu rade s najvećom mogućom efikasnošću. Mijelinizacija se nastavlja velikom brzinom sve do petnaeste godine života, a čak i kasnije. Šta više, prijatna je pomisao da mijelin može da nastavi da se povećava, čak i u šezdesetoj godini života.

Konačna veština podizanja predmeta, se javlja, često neprimećena, pri kraju prve godine života. Dok male bebe mogu samo da mrdaju svim prstima u isto vreme, starije dete postaje sposobno da nezavisno pomera svoje prste. Dalje pojedinosti su da je moguć i pokret finog hvatanja, pri kom se mali predmet uzima palcem i kažiprstom. Glavna grupa životinja koja može da izvodi ove tipove pokreta su primati. Za razliku od mnogih drugih vrsta, kao što su mačka ili pas, kod primata postoji direktna veza, od zone korteksa direktno asocirane sa kontrolom pokreta (motorni korteks, videti Poglavlje 2), pravo do nerava u kičmenoj moždini koji su neposredno odgovorni za kontrakcije svakog prsta.

Upravo je ovaj fini pokret prstima najprefinjeniji, najnapredniji. U motornom korteksu, baš su prstima posvećene neke od najvećih neuronskih zona. Šta više, kada se ošteti motorni korteks, često se ovaj fini pokret prstima ne vraća, čak iako se većina ostalih pokreta, kao nekim čudom, ponovo javi.

Kad se jednom stekne mogućnost pomeranja svakog prsta, nezavisno od ostalih, manualne veštine se neverovatno povećavaju. Ova poboljšana manualna spretnost znači da je pravljenje alatki mnogo lakše, što će, za uzvrat, ubrzati napredak i opstanak vrste. S druge strane, tajna sofisticiranosti i raznovrsnosti načina života primata, ne leži u samim nezavisnim pokretima prstiju. Hrčak i rakun isto imaju dobru kontrolu nad svojim prstima.

Ne služe svi refleksi u ranom detinjstvu kao prekursori za matrice voljnih pokreta. Babinski-znak, nazvan po čoveku koji ga je prvi zabeležio, nestaje tokom ranog detinjstva. Ako se pritisnu ispupčenja na stopalu odraslog čoveka, palčevi se savijaju na unutra, u roku od jedne sekunde. Međutim, kod beba, pritisak na ispupčenja stopala izaziva širenje palčeva naviše, u lepezastom pokretu. Kao i kod refleksa hvatanja, promene u refleksu Babinskog tokom razvića odražavaju promene u nervnom sistemu. Znak Babinskog se menja čim neuroni u motornom korteksu (vidi Poglavlje 2) postanu dobro povezani sa neuronima u kičmenoj moždini koji kontrolišu mišićne kontrakcije. U normalnom, zrelom nervnom sistemu, motorni korteks šalje impulse naniže kroz kičmenu moždinu da bi izazvao kontrakcije mišića, što se vidi kao savijanje palčeva – odatle potiče kratko kašnjenje od jedne sekunde, tokom kog se informacija o pritisku prenosi uz kičmenu moždinu do mozga, obrađuje se i zatim šalje naniže niz kičmenu moždinu. Budući da savijanje palčeva u odgovor na pritisak ispupčenja na stopalu, zahteva integrisanost određenih delova mozga i ushodnih i nishodnih kičmenih traktova, ovaj test se koristi i u dijagnozi kod odraslih za koje se misli da je došlo do oštećenja kičmene moždine ili mozga. Ako su oštećeni određeni delovi mozga ili nishodni kičmeni traktovi, tada će se ponovo javiti pozitivan Babinski znak, dominiraće lokalno nervno kolo u stopalu i odrasla osoba će se vratiti na refleks bebe i širiće svoje palčeve.

Neki refleksi potpuno nestaju; na primer, ako se pridržavaju i drže tako da im noge dotiču pod, vrlo male bebe će praviti pokrete hodanja. Niko ne zna u čemu je svrha ovog refleksa hodanja. Pre je postojala ideja da, što više dete vežba refleks hodanja, to će efikasnije i brže da nauči da hoda. Sada se zna da to nije tačno.

Ne razvijaju se postepeno, posle rođenja, samo naše voljne funkcije, kao što su hvatanje i hodanje. Još jedan sistem za nevoljne funkcije takođe stupa u igru. Znamo da mozak obrađuje informacije iz spoljnog sveta, omogućavajući telu da se kreće u skladu sa svojim posebnim načinom života. Mozak prima signale ne samo iz spoljnog sveta već i iz tela. Ovi interni signali neprestano bombarduju mozak, iako smo mi najvećim delom nesvesni da se to dešava. Ne moramo, na primer, da neprekidno i namerno kontrolišemo svoje disanje, kucanje srca ili krvni pritisak; takvi ponavljajući i zamorni zadaci nam ne bi ostavili nimalo vremena za bilo koju drugu aktivnost, uključujući i spavanje.

Zato što komunikacija našeg mozga sa našim vitalnim organima izgleda da uglavnom radi sama za sebe, označava se kao autonomni nervni sistem. Autonomni nervni sistem je pod kontrolom mozga, ali se fizički proteže van njega, tako što obuhvata komplete nerava koji izviru iz kičmene moždine i koji su u kontaktu sa svim našim vitalnim organima. Ovi nervi su se razvili nezavisno do centralnog nervnog sistema, mozga i kičmene moždine, u vrlo ranom stupnju gestacije (trudnoće). Kad se neuralna ploča zatvarala da bi formirala neuralnu cev, na oko tri nedelje posle začeća, male grupe budućih neurona sa obe strane, nisu uključene. Ove grupe ćelija se nazivaju neuralna kresta i od njih će nastati nervi koji čine autonomni nervni sistem.

Autonomni nervni sistem nije samo neka vrsta mehanizma za uspostavljanje balansa, već, zapravo ima dva načina funkcionisanja: ratni i mirovni način. Kada vas iznenadi glasni zvuk, srce će automatski početi da kuca brže. Ubrzan srčani ritam je koristan za preživljavanje zato što se tako vaše telo priprema za hitnu akciju, pri kojoj ćete morati da se naprežete, trčeći ili boreći se, pa se zato krv pumpa mnogo brže da bi vam obezbedila više kiseonika. To je ratni modus, koji se tačnije označava kao simpatički deo autonomnog nervnog sistema. Simpatički deo se aktivira kada se potisnu uobičajene dnevne aktivnosti, koje nisu neophodne za neposredni opstanak. U tom stanju, morate da se znojite da biste se ohladili, nema vremena za varenje, a krv koja nosi kiseonik je potrebna u vitalnim organima, pa vam rastu srčani ritam i krvni pritisak; disajni putevi se šire da biste lakše disali a organ, poznat kao adrenalna medula (srž nadbubrežne žlezde), oslobađa adrenalin koji cirkuliše kroz telo da bi pomogao da organi reaguju kako treba.

U savremenom dobu, ne znači da nas love ili da mi lovimo u bukvalnom smislu; međutim, kada ste nervozni ili uzbuđeni, vaše telo ima sve atavističke reakcije potrebne u ranoj kromanjonskoj savani. Vaš simpatički nervni sistem deluje kao da ćete da se borite ili da bežite, čak iako, zapravo, ništa ne radite. Dok podižete telefonsku slušalicu da čujete rezultat ispita, razgovora za posao ili medicinskog testa, možda ćete osetiti kako vam lupa srce i možda će vam biti vruće i malo ćete se i znojiti, posebno na dlanovima ruku. Ova reakcija znojavih dlanova može promeniti sposobnost kože da provodi elektricitet, pa se tako može detektovati po promeni signala u mašinama – detektorima laži.

Mirovni modus, poznat kao parasimpatički deo, je standardno stanje i funkcioniše onda kada ne moramo da stavljamo neposredno preživljavanje na prvo mesto. Imamo vremena da se opustimo i da svarimo hranu, a da ne budemo u stanju hitne uzbune da bi se reagovalo na promenljivu situaciju. Ritam srca je spor i ravnomeran i hrana se ravnomerno vari; ne moramo da se znojimo da bismo se rashladili i nisu nam potrebni prošireni disajni putevi da pojačaju disanje.

Iako, normalno mozak kontroliše vitalne organe, stanje u kom se telo nalazi, takođe može da bude povratna informacija koja će uticati na stanje mozga. Na primer, neki lekovi, kao što je propranolol (jedan beta-blokator), koji usporava srčani rad, ne stižu sami do mozga. Ali i pored toga, ovaj lek se može uzeti i kao lek za smirenje, prosto zato što se sporiji ritam srca, slično kao duboki udisaji, registruje u mozgu kao signal da prevladava ne-stresna situacija – odnosno, da je parasimpatički nervni sistem na delu.

Refleksni odgovori autonomnog nervnog sistema mogu, takođe, da uključuju i adaptacije na situacije koje su specifičnije za određene organe, i ne dovode do opšteg stanja visoke uzbune ili opšte relaksacije. Jedan refleks koji svako može da primeti je odgovor dužice na svetlost. Znamo da se, kada je svetlost jaka, zenica automatski sužava, i ponovo se širi kada je svetlost prigušena, obezbeđujući tako da odgovarajuća količina svetlosti dospeva u oko. I dužica takođe, odgovara automatski na emocije. Ako se divimo nečemu, ili osećamo uzbuđenost i nežnost, tada će nam se zenice automatski proširiti. Očigledno su se neki lukavi prodavci istrenirali da primete u mušterijinim očima kakve su šanse za potencijalnu prodaju. Šta više, širenje zenica se smatra osobinom koja povećava privlačnost.

U dobro poznatom, klasičnom eksperimentu, muški subjekti su zamoljeni da poređaju fotografije u jednu od dve gomile, u odnosu na to da li su ženske osobe na fotografijama privlačne ili ne. Bilo je mnogo fotografija, tako da subjekti nisu mogli da zapamte individualna lica. Rezultat je bio da su često stavljali duplikate fotografije iste žene na različite gomile. Jedina razlika je bila da su, u jednom slučaju, zenice žene na slice bile tako obrađene da izgledaju kao proširene. Muškarci su, podsvesno, registrovali proširene zenice kao odlučujući faktor u određivanju privlačnosti. U devetnaestom veku, žene su imitirale ovaj refleks uzimajući drogu koja blokira određeni tip receptora za transmiter acetilholin (videti Poglavlje 3); odatle potiče kolokvijalno ime droge (atropina), *bella donna,* što znači 'lepa dama'.

I tako se mi rađamo opremljeni za adaptaciju na stres i sa određenim brojem refleksa. Ali, da li smo svesni? Za sad, još nije odgovoreno na zadovoljavajući način na ovo zbunjujuće pitanje. Svaka predložena mogućnost deluje bizarno. Jedan scenario predviđa da smo svesni u materici, ali tada se javlja problem određivanja tačnog vremena u kom se ovaj značajni događaj dešava. Jasno je da, jedna oplođena jajna ćelija nije svesna, pa, kad to svest odjednom počinje da interveniše? I čega bi to fetus mogao da bude svestan? Još jedna ideja bi mogla da bude da beba postaje svesna tačno tada kada se rađa. I opet, ovo je čudna ideja, jer je mnogo beba koje su prerano rođene. Pa, da li je onda sam čin rođenja ono što inicira svesnost? Deluje teško da se prihvati ovaj pravac razmišljanja, budući da proces rađanja uopšte ne utiče na sam mozak.

Alternativna ideja je da dete postaje svesno u nekom trenutku posle rođenja. Ne samo da bi ovakav scenario značio da su novorođenčad samo automati, već bi se ponovo postavio problem određivanja kritičnog stupnja u kom se javlja svest. Razviće mozga i kod fetusa i kod novorođenčeta je postepen proces. Prema tome, nemoguće je identifikovati neki određeni i istaknuti događaj koji bi bio u vezi sa pojavom svesti.

Postoji još jedna mogućnost. Budući da se mozak razvija sporo i postepeno, možda se i svest tako razvija. Moglo bi da bude da svesnost nije sve-ili-ništa fenomen, već da raste kao što raste mozak. Ako prihvatimo, na ovaj način, da je svest kontinuum, odatle bi sledilo da je fetus svestan, ali svestan u mnogo manjem stepenu, nego što je to odrastao čovek, ili čak i ljudsko novorođenče. Ovaj način posmatranja svesti bi takođe pomogao i u odnosu na zagonetku o tome da li su ne-humane životinje svesne. Što je mozak manje sofisticiran, to je manji stepen svesnosti. Prema tome, životinje bi bile svesne, ali bi šimpanza bio manje svestan od svog ljudskog parnjaka istog godišta, jer bi mozgovi ove dve vrste, tako slični na rođenju, posle toga imali drugačiju sudbinu.

Mozak čoveka i mozak šimpanze su slične težine u trenutku rođenja. Ključna razlika je ta, da mozak primata, uključujući tu i šimpanzu, prolazi kroz najveći deo svog razvića unutar materice. Za čoveka, veliki deo razvića – neki bi rekli i ukupno razviće – se dešava van materice. Može li nam ovaj postnatalni rast mozga dati ikakvu prednost u odnosu na naše rođake šimpanze, koji se od nas razlikuju samo po 1 procentu svoje DNK (deoksiribonukleinske kiseline).

Naš mozak i proces njegovog razvića u materici, isti je već trideset hiljada godina. Sa ovakvim mozgom koji imamo kao novorođenčad, mogli bismo lako da budemo uvedeni u svet ranog kromanjonca. Da kažemo na drugi način, mozak bebe ranog kromanjonca bi mogao da postane isto tako intelektualno sposoban i snalažljiv sa kompjuterima, kao što je to, danas, kod mnogih mladih ljudi u razvijenim zemljama. Kritični izazov za prilagodljivi i prijemčivi mladi ljudski mozak je da se razvije i sazri pod određenom stimulacijom i pritiscima okruženja u kojem će morati da preživi, bilo da je to džungla ili kompjuteri. Za razliku od naših rođaka šimpanza, naš mozak ima neuobičajenu sposobnost da se adaptira na okruženje u koje je smešten. Sudeći po zadivljujućoj brzini rasta novorođenog ljudskog mozga i po paralenom razvoju ponašanja, očigledno je da mozak radi po vrlo zgusnutom rasporedu.

Do devetog meseca posle začeća, većina neurona koji će činiti naš mozak se umnožila i stigla u odgovarajući moždani region. Kad jednom stigne na svoju destinaciju, svaki neuron efikasno pušta korenje i inicira komunikaciju sa susednim neuronima, tako što uspostavlja sinaptička kola (videti Poglavlje 3). U novom mozgu, aksoni sad, sve vreme, izrastaju iz neurona, da bi ih povezali sa drugim neuronima. Veliki deo spektakularnog povećanja veličine mozga posle rođenja se dešava, zapravo, više zahvaljujući razviću ovih nastavaka, koji deluju kao linije komunikacije između neurona, nego samo kao dodavanje još neurona (videti sliku 9).

Čak i kada rastu u posudi – u kulturi tkiva – moždane ćelije pružaju aksone. Tako je, koristeći ubrzani video snimak, moguće direktno posmatrati kako se moždane ćelije protežu do svojih suseda da bi ostvarile kontakt. Kad se posmatraju na ovaj način, nije teško antropomorfizirati ćelije u razvoju. Dok se kreću na filmu, izgledaju kao da imaju neki cilj, iako su krhke kao šećerna pena, jure preko ekrana alarmantnom brzinom, u isto vreme, doslovno opipavajući svoj put pomoću izbrazdanih, mrežastih završetaka koji se uvijaju i trepere, dok neumoljivo napreduju. Pre skoro celog veka, Ramon i Kahal (videti Poglavlje 3), je za ove završetke nerava, upotrebio vrlo prikladan termin, *ovnovi za probijanje*, međutim naučni naziv je konus rasta. Kada se gledaju takvi filmovi, teško je shvatiti kako bilo ko može da mozak smatra kompjuterom ili samo i da ga uporedi sa kompjuterom.

Kako ovi mladi neuroni znaju kuda da idu? Misli se da je njihova primarna orijentacija najverovatnije genetičke prirode, ali da se ostalo, finalno usmeravanje, vrši finim podešavanjima putem lokalnih faktora. Druga ideja je da ciljne ćelije oslobađaju usmeravajuće hemikalije. Koncentracija tih hemikalija će biti najveća u blizini cilja i sve slabija kako difunduje dalje od njega. Kretanjem u pravcu u kom se kon-

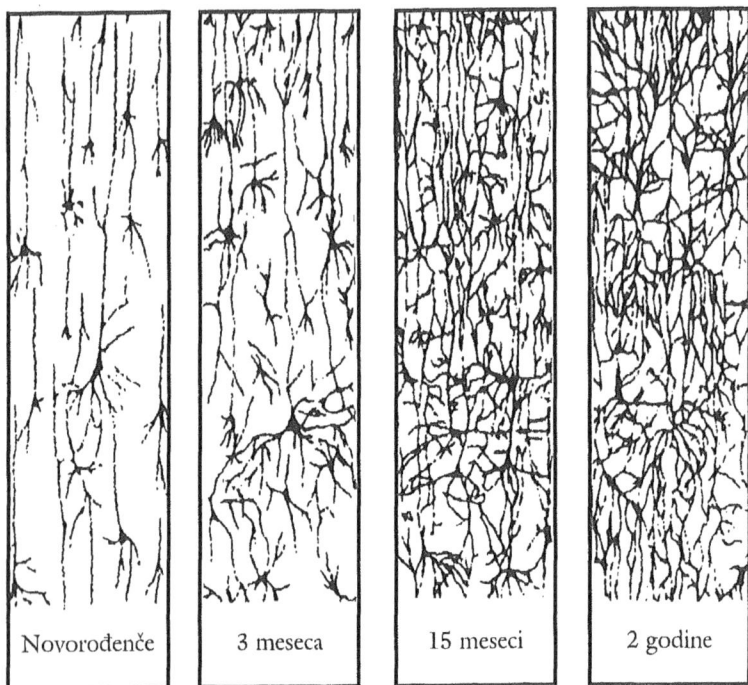

| Novorođenče | 3 meseca | 15 meseci | 2 godine |

SLIKA 9: Karakteristično za razviće ljudskog korteksa je da se broj uspostavljenih veza, konekcija povećava. Iako se pojedinačne ćelije mogu videti već u korteksu novorodjenčeta, do druge godine života je teško razlikovati neurone u gustoj mreži. Iz J. L. Cornel, *The Post-Development of the Human Cerebral Cortex,* Vol1, Harvard Universitz Press, 1939.

centracija usmeravajuće hemikalije povećava, akson bi, na kraju, stigao do cilja.

Tipična hemikalija identifikovana kao važan činilac u kontroli rasta nerava je nervni faktor rasta (eng. *nerve growth factor*, NGF). Misli se da NGF, pre svega, funkcioniše tako što se prenosi nazad u ćeliju, kada se jednom uspostavi kontakt između neurona. Kada se ovako transportuje, NGF verovatno ulazi u jedro da bi se umešao u proces ekspresije gena, tako što isključuje genetički programirani mehanizam za samo-uništenje. Obratno, ako se daju antitela na NGF, neuroni u kojima NGF normalno deluje, će umreti. Ali, razviće mozga se ne zasniva isključivo na NGF-u. Iako se NGF koristi u neuronima van mozga, kao i u određenim neuronima u mozgu, ipak je to samo jedan primer među mnogim takvim verovatnim usmeravajućim materijama.

Teško je zamisliti kako bi ovakvi procesi funkcionisali na vrlo velikim distancama za koje se zna da ih neki aksoni dostižu. Postoji mogućnost da, tokom ranog razvića, dok su moždane strukture još međusobno blisko locirane, nekoliko izvidničkih vlakana počinje da se izdužuje kao karamela koja se topi, i duž kojih ostali aksoni mogu da se posle izdužuju.

U svakom slučaju, sigurno je da ovi rastući aksoni nisu neoborivo fiksirani na svom kursu. Pre izgleda da rastući neuroni mogu da se osetljivo adaptiraju na promenljivu situaciju i da je najbolje iskoriste; na primer, ukoliko se izrastajući aksoni unište ili ako je planirani cilj delimično uništen. Takav scenario je pokazan u relativno jednostavnim sistemima na koje se može uticati manipulacijom u eksperimentu i za koje je već poznato da izrastajući neuroni formiraju pravilnu 'jedan-na-jedan' konekciju sa svojim ciljem.

U oku žabe, na primer, svaki akson koji napušta oko ima određenu ciljnu teritoriju koju će zauzeti u okviru relevantne ciljne strukture (tektuma) u mozgu žabe.

Ako neuron dolazi sa krajnje desne strane oka, zauzeće teritoriju u krajnjem desnom delu tektuma. Sledeći neuron, sa leve strane prve ćelije, zauzeće ciljnu teritoriju sa leve strane teritorije koju je okupirala prva ćelija i tako dalje. Ovaj tip organizacije se naziva topografski. Topografske konekcije neurona mogu biti tako precizne, da čak i ako se oko rotira za 180 stepeni, aksoni će i dalje rasti u svoje određene delove, sa razornim posledicama. Žaba koja bi se tako modifikovala, videla bi svet okrenut naopako i zbog toga bi imala ogromne teškoće u hvatanju muva.

Međutim, topografski raspored neurona se može adaptirati tako da izvuče najbolje iz promenljive situacije. Ako se uništi polovina izrastajućih neurona, tada će preostalih 50 procenata neurona – koji bi, u normalnim uslovima okupirali samo 50 procenata tektuma – zauzeti celu teritoriju. I obrnuto, ako je polovina tektuma uništena, tada će puni komplement izrastajućih neurona da se nagužva u manjem ciljnom prostoru, ali, ipak, na topografski način: tako će svaki od njih imati upola manju teritoriju nego što je normalno.

Još jedan način da se shvati prilagodljivost neurona jeste da se posmatra deo tela koji je vrlo važan za životinje: brkovi. Brkovi omogućavaju životinjama da prolaze kroz uske otvore. Čim se dotaknu, brkovi, koji su iste širine kao najširi deo tela te životinje, šalju signale preko nerava do mozga. Ako su brkovi dotaknuti istovremeno sa obe strane, jasno je da je glava životinje u kontaktu sa prolazom koji je suviše uzan da bi u njega ušao i ostatak njenog tela.

Brkove opslužuju nervi koji se projektuju u mozak u kome se grupišu zajedno u raspored koji podseća na siluetu bureta. Ova neuralna burad se mogu lako videti, čak i pod svetlosnim mikroskopom. Relativno je jednostavno eksperimentalno uticati na ovaj poseban odnos 'neuron–ciljno mesto', tako što se nekoliko brkova odstrani. U mozgu miša, možemo videti situaciju adaptiranja, sličnu onoj u mozgu žabe. Da je sistem kruto programiran i nedostupan za promene, tada bi se očekivalo da se u mozgu vide primetne pukotine u toj neuralnoj organizaciji koja liči na bure. Ove pukotine bi se, verovatno, formirale, jer više nema potrebe za neuronima koji bi bili dodeljeni onim brkovima koji su odstranjeni. U stvarnosti, baš kao što smo videli za žabu, cela ciljna teritorija se ipak koristi: ali su mnogo veće grupe neurona zadužene za preostale brkove. Neuronska burad se povećavaju da bi ispunila postojeći prostor.

Iako ovaj eksperiment, na prvi pogled, ima malo veze sa ljudima, ipak je sličan sled događaja izazvao tragediju jednog italijanskog dečaka. Ovaj šestogodišnjak je bio slep na jedno oko. Uzrok njegovog slepila je bila medicinska misterija. Koliko su oftalmolozi mogli da utvrde, njegovo oko je bilo potpuno normalno. Najzad, enigma je rešena. Ispostavilo se, na kraju, da je, dok je bio beba, dečkovo oko bilo pokriveno zavojem tokom dve nedelje, kao deo tretmana zbog neke manje infekcije. Takav tretman ne bi izazvao nikakvu promenu u starijem mozgu, sa utvrđenijim konekcijama. Ali, tako brzo posle rođenja, još je trajao kritični period za uspostavljanje nervnih kola od oka do mozga.

Pošto neuroni koji su opsluživali pokriveno oko, nisu radili, njihova normalna ciljna mesta su preuzeli nervi iz normalnog, funkcionalnog oka, kao što smo već videli kod oka žabe i kod brkova miša. U ovom slučaju, mozak je neurone koji nisu radili tretirao kao da uopšte nisu tu: ciljna mesta ovih neaktivnih, funkcionalno nepostojećih neurona su, prema tome, odmah zauzele aktivne moždane ćelije. Tužna je činjenica da je zavoj na oku, mozak pogrešno interpretirao kao jasnu indikaciju da dečko neće koristiti to oko do kraja svog života.

Normalno, ovo pravilo 'gubiš ono što ne koristiš' bi bilo korisno ako bi značilo da se neuralna kola uspostavljaju u skladu sa ćelijama koje funkcionišu koje bi, za uzvrat, odražavale zahteve okruženja u kojem osoba mora da živi. U ljudskom mozgu koji se širi, takva osetljivost na lokalne faktore u okviru moždane mašinerije, je ogromna. Budući da se naše razviće nastavlja posle rođenja, uskomešani, nemirni neuroni u mozgu, jako reaguju dok formiraju kola da bi odrazili što god da se dešava u spoljašnjem svetu oko individue. Unutar mozga, sve do šesnaeste godine života, vodi se krvava bitka među našim neuronima. To je bitka za uspostavljanje konekcija. Ako novi neuron ne napravi kontakt sa ciljnim neuronom, ili ako je nedovoljno stimulisan, on umire.

Dok ovako intereagujemo sa okruženjem, postajemo veštiji u preživljavanju u tom okruženju, kako se sve više i više odgovarajućih (što znači, onih koji najviše rade) neurona povezuje da bi omogućili najefikasniju signalizaciju. Čak i u okviru specifičnih moždanih regiona, neka moždana kola narastu više od ostalih. Takva kola su i električno najaktivnija (videti Poglavlje 3), a takođe su i metabolički najaktivnija, po tome da su bogatija hemikalijama za proizvodnju adenozin trifosfata, hemikalije za skladištenje energije (ATP;videti Poglavlje 1). U mozgu, dakle, aktivnost i rast idu ruku pod ruku: nije samo pitanje da 'se gubi ono što se ne koristi' već je i 'koristi što više možeš'. (videti Sliku 10).

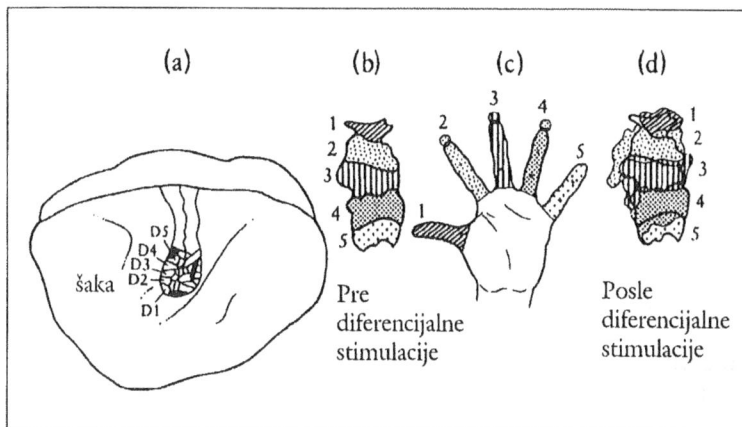

SLIKA 10: Neprestano adaptiranje mozga na iskustvo. Svaki od pet prstiju majmuna (D1-D5) predstavljen je u dve susedne zone u delu korteksa posvećenom obradi dodira:'somatosenzornom korteksu'(a). Dijagrami (b) i (d) pokazuju neuronalne lokacije za svaki prst odraslog majmuna, koje odgovaraju prstima tokom (c), pre (b) i posle (d) treninga. Tokom treninga majmun je svakog dana rotirao disk po jedan sat, koristeći prste 2 i 3 i povremeno 4. Tri meseca kasnije (d), zona u mozgu koja predstavlja prste koji su primili dodatnu stimulaciju zbog zadatka rotiranja, značajno se povećala. (Pojednostavljeno iz E. Kandel i R. D. Hawkin, *Mind and Brain*, W. H. Freeman & Co., 1993).

Svaka mala promena normalnog načina života ili okruženja odraziće se u promeni u neuronalnim kolima. Na primer, mačići su jednostavno trenirani da podignu jednu šapicu da bi pokazali da mogu da razlikuju šemu horizontalnih od šeme vertikalnih linija. Ispitivanje njihovog mozga je otkrilo povećanje od oko 30 procenata dodatnih konekcija u specifičnom delu korteksa koji se odnosi na senzacije te šape. Prema tome, konekcije su važne, a stepen stimulacije iz okruženja će odrediti kako se među neuronima formiraju konekcije koje služe za određivanje vaših individualnih sećanja i tako, kao što ćemo videti u sledećem poglavlju, za formiranje vaše ličnosti.

Popularna je ideja da se ove selektovane konekcije biraju iz mnoštva postojećih konekcija koje zatim nestaju, 'gube se', pomalo nalik na pravljenje skulpture tako što se uklanjaju ili gube nepotrebni delovi mermera ili granita. Iako mnogo neuronalnih konekcija nesumnjivo umire tokom razvića, takav gubitak nije samo protivteža neobuzdanom rastu mozga, već utiče i na to da se uspostave odgovarajuće konekcije između neurona koje bi bile rezultat toga koliko su ti neuroni korišćeni, odnosno koliko su aktivni. Prema tome, ne postoji neki opšti mozak koji se oblikuje u pojedinačne mozgove. Umesto toga, i mozak i osoba rastu, tokom perioda od oko šesnaest godina.

Najzad, znači, stižemo do odraslog mozga čija se veličina, u doba od šesnaest godina, konačno povećala za oko 5 procenata tokom prethodnih jedanaest godina. Iako je mozak posebno impresivan tokom razvića, u zrelom dobu ona adaptibilnost ipak ne prestaje, već se samo malo smanjuje. Zapravo je moguće manipulisati okruženjem i uočavati i dalje, dugotrajne promene u zrelom mozgu. Na primer, odrasli pacovi su izloženi 'obogaćenom okruženju' u kom imaju obilje igračaka, točkića, merdevina i tako dalje, za igranje. Nasuprot tome, slični pacovi su držani u običnom kavezu, gde su dobijali hrane i vode koliko su želeli, ali nisu imali igračke.

Kada su ispitani mozgovi ove dve grupe pacova, ustanovljeno je da je broj konekcija u mozgu povećan samo kod životinja u obogaćenom okruženju, a ne kod onih iz običnog kaveza. Izgleda da nije samo broj neurona tako važan, koliko su važne konekcije među njima u mozgu, i ove konekcije su vrlo promenljive ne samo tokom razvića, već i u odraslom dobu. Specifična iskustva će povećati povezanost u vrlo specifičnim neuronalnim kolima.

Treba da budemo oprezni u vezi sa, kako izgleda, očiglednim društvenim implikacijama ovakve vrste istraživanja. Obogaćeno okruženje za čoveka ne bi bilo prosto ono u kom postoji pristup većoj količini materijalne svojine ili pojačane fizičke aktivnosti, kao što je ponavljajuće plesanje u ritmu muzike. Ključni faktor je stimulacija mozga. U ovoj studiji sa pacovima, uočeno je da su aktivnosti koje su uključivale učenje i pamćenje, ne sama fizička aktivnost, imale za rezultat najveće promene u mozgu. Ne morate da budete bogati da biste stimulisali svoj mozak 'obogaćenim okruženjem'. Ljudska stimulacija se može postići nezvanično, van učionice, živahnim razgovorima, značajnim odnosima sa drugim ljudima, ukrštenim rečima i neprestanim čitanjem, i to sve ne zavisi od toga da li se ti događaji dešavaju u centru grada ili na plaži na Karibima.

Prema tome, dok živimo svoj život, mi oblikujemo konekcije između neurona koje nam daruju individualni, unikatni mozak. I pored toga, kad stignemo u srednje životno doba, mi smo prilično utvrđene ličnosti, ili mislimo da jesmo; naravno, u sredovečnom mozgu neki procesi počinju da se pomalo usporavaju. Mlađi ljudi će imati brže vreme reagovanja. Iako i sredovečni mozak i dalje evoluira i reaguje na okruženje, neki određeni procesi se usporavaju – na primer, učenje novih veština kao što je vožnja. Iako mlađi ljudi nisu bolji vozači, oni su bolji u učenju vožnje: statisti-ke iz Britanske škole za obuku u vožnji pokazuju da prose-čan broj časova obuke (broj časova za koje osoba plaća da bi u školi naučila da vozi) otprilike odgovara broju godina koje učenik ima.

Naš mozak nastavlja da usporava u nekim procesima, ali da se adaptira i menja u drugim. Većina nas gaji nadu da će živeti dugo i dostići starost. Dobro je poznato da sada živi-mo duže. I zaista, naglašeno povećanje broja mentalnih po-remećaja kod starijih je jedan od razloga koji najviše podsti-ču istraživanje mozga. Početkom dvadesetog veka, 1900. godine, prosečan životni vek je bio četrdeset sedam godina i samo je 4 procenta populacije bilo starije od šezdeset pet godina, dok je 1990. godine više od 12 procenata popula-cije bilo starije od šezdeset pet godina. Do 2020. godine dvadeset procenata populacije će imati više od šezdeset pet godina. Više od bilo koje druge generacije, mi imamo veće šanse da budemo odličnog zdravlja, zahvaljujući dobroj is-hrani, boljoj medicinskoj nezi i povećanom zanimanju za fi-zičku aktivnost.

Međutim, u ovom finalnom stupnju u životu, mozak po-činje da se smanjuje u masi. Do dobi od devedeset godina mozak izgubi i do 20 procenata svoje težine, a čak i sa se-damdeset godina postoji gubitak od 5 procenata moždane težine. S druge strane, kao što je razmatrano u Poglavlju 1, znamo da preostali neuroni mogu da preuzmu određene uloge. Zašto mozak stari? Ima različitih teorija, kao što je aktiviranje starih gena kojima nedostaju genetičke informa-cije, ili da genetički program odjednom postaje podložan nasumičnim oštećenjima tokom vremena, ili da se ođednom proizvode neaktivni ili škodljivi proteini. Još uvek ne znamo uzrok razornih bolesti poznog doba – Alchajmerove i Parkinsonove bolesti – u kojima različiti delovi mozga trpe masivni gubitak neurona. Međutim, važno je shvatiti da su ove bolesti zapravo oboljenja; da nisu prirodna posledica starosti.

U jednoj skorijoj studiji o obolelima od Alchajmerove bolesti, uočeno je da je određeni region mozga (medijalni temporalni – čeoni režanj) bio upola manji kod obolelih, nego što je kod osoba istog godišta koje nemaju Alchajmerovu bolest. Čak je još dramatičnije bilo otkriće da je stopa istanjivanja ovog moždanog regiona mnogo veća kod pacijenata sa Alchajmerovom bolešću nego kod osoba koje normalno stare. Prema tome, Alchajmerova bolest je katastrofalan događaj za mozak, sa razornim posledicama, ali nije prirodna sudbina za sve nas.

I pored toga, moždane ćelije se menjaju u normalnom poznom dobu. Neki smatraju da dolazi do redukcije u broju dendrita, receptivne zone neurona, iako se o ovoj ideji i dalje žučno raspravlja. Ako je ovo tačno, moglo bi se pomisliti da se smanjuju naše sposobnosti za obradu, ali jedna novija studija je pokazala da i dalje možemo da obrađujemo neverovatnu količinu informacija. Znamo da stariji pacovi i dalje mogu da formiraju nove konekcije, u odgovor na obogaćeno okruženje i iako stariji ljudi lošije rešavaju neke zadatke koji uključuju rešavanje problema i obrađuju informacije malo sporije, ipak nema dokaza da se sposobnost za učenje smanjuje sa godinama. Zapravo, rečnik se poboljšava. Političari, šefovi preduzeća, crkveni poglavari i politički lideri su vrlo često na vrhuncu moći u svojim šezdesetim i sedamdesetim. Možda je to samo priča, ali misli se da je u starom Rimu bilo moguće postati sudija samo pošto se napuni šezdeset godina.

Čak i što se tiče fizičkog stanja, nema razloga da se pretpostavi da smo svi predodređeni da postanemo invalidi. Jedna dama, Hilda Kruks (Hilda Crooks) se popela na planinu Fudži, sa devedeset dve godine. Starost može biti konačni izraz vas kao pojedinca. U sledećem poglavlju, razmotrićemo kako se individualnost može izraziti u kontekstu fizičkog mozga.

POGLAVLJE 5

S UMOM NA UMU

Gde je koren individualnosti? Posmatrajući jedan ljudski mozak, samo se stručnom procenom, i to u najboljem slučaju, može odrediti da li je osoba bila muškog ili ženskog pola. Međutim, bilo bi potpuno nemoguće reći da li su taj određeni muškarac ili ta žena bili ljubazni ili da li su imali smisao za humor. Kao što smo videli u Poglavlju 1, svi mozgovi se pridržavaju istog osnovnog plana gradnje: tu su nervi koji donose informacije o čulima i drugi nervi koji odnose uputstva za kontrakcije mišića i koji su odgovorni za kretanje. Takođe smo videli da je mozak sastavljen od neurona i da je mreža u kojoj ovi neuroni funkcionišu delom genetički određena, ali i da, u vrlo velikoj meri – bar u relativno kompleksnim mozgovima – na nju utiče okruženje. Kako se takva mreža može prevesti u individuu? Obradićemo ovo pitanje u ovom poglavlju.

Identični blizanci su klonovi jedno drugog. To su dve osobe sa identičnim genima, jer se jedna oplođena jajna ćelija podelila na dve. Ali, da li su oni i identične osobe? Naravno, vizuelizacija nuklearnom magnetnom rezonancom (NMR) (videti Poglavlje 1), mozgova identičnih blizanaca pokazuje veću sličnost na opštem strukturnom nivou. Ako identične blizance ispituju o tome šta vole, kakvi su im stavovi i iskustva o nečemu, česte su značajne sličnosti, što možda i ne iznenađuje. Međutim, koincidencija u ukusima i idejama kod braće ili sestara koji nisu blizanci, a rasli su u istom okruženju isto nije tako neuobičajena.

Identični blizanci takođe pokazuju znake osobene percepcije i mišljenja, što jasno pokazuje da su oni individue sa svojom sopstvenom svešću, iako im je genetički sklop isti. Ako individualnost ne potiče od gena, onda mora, bar delom, da zavisi od nekog drugog faktora u mozgu koji ne dele čak ni potomci iste jajne ćelije.

Već smo videli, u prethodnom poglavlju, da je iskustvo ključni faktor u oblikovanju mikro-kola u mozgu. Ako ste pojeli nešto što povezujete sa nekim neprijatnim događajem, to može da dovede do toga da tu određenu vrstu hrane ne volite. Čak i jednostavnije, samo oni koji su bili u kontaktu sa Mocartovom muzikom, na primer, moći će da kažu da im se najviše sviđa Mocart. Iskustva koja nikad nismo imali, ne mogu imati nikakvu ulogu u uobličavanju naše ličnosti: ako je neko nasledio potencijal za učenje mnogo jezika, ta lingvistička sposobnost se nikad neće realizovati, ako osoba nikad nije bila izložena različitim jezicima.

Proces razvoja unikatnog mozga je možda najdramatičniji do puberteta, uključujući i one tinejdžerske godine, ali čak ni posle toga, mozak ne ostaje u stanju mirovanja. Naš karakter nastavlja da se prilagođava kako mi odgovaramo na neprestana iskustva ili kako uzmičemo od njih, dok nam padaju na životni put. Da bi iskustva imala ikakvo trajno značenje, moraju da se zapamte. Suština, esencija pojedinca, prema tome, leži, i to u velikom delu, u onome čega se on ili ona mogu setiti. Možda bismo mogli da počnemo sa pamćenjem kao načinom približavanja tajni fizičke osnove individualnosti.

Na srpskom kao i na engleskom jeziku, reč *pamćenje* (eng. *memory*) može da služi kao neka vrsta termina-kišobrana pod koji potpada ceo opseg različitih procesa koji mogu da se zaista mnogo međusobno razlikuju. Uporedite procese pamćenja jedne hobotnice i jednog čoveka. Hobotnica ima jedan od najvećih mozgova među beskičmenjacima, približno iste veličine kao mozak ribe, i sastoji se od oko 170 miliona nervnih ćelija. Iako ovaj broj izgleda velik, ipak je trivijalan u poređenju sa ljudskim brojem neurona od nekih 100 milijardi. I pored toga, hobotnica je postala popularna za eksperimente učenja i pamćenja, jer ima vrlo razvijene oči i sofisticirani sistem dodira preko svojih mnogobrojnih pipaka. U eksperimentima, oktopod očigledno može da pravi razliku između određenih boja i može da svakoj od njih prida drugačije značenje. Na primer, spremno će zgrabiti obojenu loptu, za koju je prethodno naučio da je povezuje sa dobijanjem račića, ali neće reagovati na loptu druge boje koja nije bila uparena ni sa čim, bilo nagradom bilo nečim odbojnim.

Ovaj tip pamćenja, prosto asociranje obojene lopte sa račićem, može izgledati vrlo daleko od uspomene na posebno vreli letnji dan na moru, ili od pamćenja kako se vozi bicikl ili kako se na francuskom kaže 'prozor'. Ima mnogo različitih tipova mentalnih procesa koji potpadaju pod opšti termin *memorija*, *pamćenje*. Najosnovnija i najpoznatija podela je na kratko- i dugoročnu memoriju. Kratkoročna memorija funkcioniše kada pokušavamo da se setimo serije brojeva. Sve je u redu, ako nema distrakcija, jer je uobičajena strategija da se sekvenca ponavlja u umu, ponovo i ponovo. Ovaj proces je iznenađujuće skroman: u proseku možemo da zapamtimo sedam cifara.

Jedno od najočiglednijih pitanja koja se mogu postaviti u vezi sa kratkoročnom memorijom je o tome u kakvom je ona odnosu sa dugoročnom memorijom. Ovaj proces pamćenja, manje planskog tipa, dešava se bez potrebe za ponavljanjem ili isprobavanjem. Da li kratko- i dugoročna memorija rade paralelno, na potpuno nezavisne načine? Dobro je poznato da pacijenti koji se ne sećaju ničega što im se desilo pre trenutne stvarnosti, i koji, na taj način, ispoljavaju skoro opštu, globalnu, amneziju, i pored toga imaju sposobnost kratkoročnog pamćenja koja se ne razlikuje od one kod osoba koje nemaju amneziju. Jasno je, prema tome, da ova dva procesa mogu da se razdvoje, ali da li bi neko imao normalnu dugoročnu memoriju, čak i ako je sposobnost kratkoročne memorije uništena?

Oštećenja kratkoročnog pamćenja je teško proučavati. Dugoročna memorija nije jednostepeni proces, već, kao što smo videli za druge mentalne funkcije u Poglavlju 2, može da se podeli na više različitih aspekata. Za svaki od ovih različitih aspekata, izgleda da postoji odgovarajući oblik kratkoročne memorije. Na primer, mala deca koja imaju lošu kratkoročnu memoriju za besmislene reči, takođe imaju i lošu dugoročnu memoriju za nepoznate nazive igračaka. Kratko i dugoročna memorija izgleda da ne rade nezavisno i paralelno, već u serijama. Prvo, kratkoročna memorija stupa u akciju: to je prolazan, vrlo nestabilan i osetljiv proces pri kom su neophodni pažnja i ponavljanje da bi on doveo do trajnije i prikrivene dugoročne memorije. Uspešno ponavljanje u kratkoročnoj memoriji će, na kraju, dovesti do toga da se taj specijalni broj telefona zadrži bez obraćanja neprekidne pažnje na njega.

Svi znamo da je kratkoročna memorija poboljšana ako brojevi, na primer, imaju značenje, kao što je broj telefona ili sigurnosna šifra sefa ili broj ulaza u zgradu. U svakom slučaju, ako neki pojam preživi u vašem pamćenju duže od oko trideset minuta, verovatno neće biti zaboravljen, bar nekoliko dana. Za pacijente koji se oporavljaju od potresa mozga ili tretmana električnim šokovima (radikalna terapija za ozbiljnu depresiju), karakteristično je da ne mogu da se sete šta se desilo oko sat vremena pre tog događaja, dok im dugoročna memorija ostaje funkcionalna. U ovim slučajevima, verovatno dolazi do oštećenja samo prve etape u procesu pamćenja, na nivou kratkoročne memorije. Ovaj rani prekid u normalnom toku događaja, kasnije poništava svaku mogućnost da se taj sat života trajnije zabeleži u umu tog pojedinca.

Kratkoročna memorija funkcioniše tako da opslužuje dugoročnu memoriju. Ali, na šta mislimo kad kažemo dugoročna memorija? Još jednom proizlazi da i ova druga, osnovna kategorija u onoj ideji o memoriji koja liči na kišobran, i sama može da se dalje rasparča u dva različita fenomena. Mnogo toga mi učimo i pamtimo dok idemo kroz život: kako da vozimo auto, kako se na francuskom kaže 'hvala' i šta smo radili kad je tetka Flo poslednji put došla u posetu. Sve su ovo primeri različitih tipova pamćenja na delu. Međutim, pojam koji odskače među ova tri primera bi bilo učenje da se vozi auto. Pamćenje neke činjenice, kao što je 'hvala' na francuskom ili nekog događaja, kao što je skorašnja poseta tetke Flo, zahteva da napravimo izrazit, eksplicitni, svesni napor. Nasuprot tome, vožnja automobila, kao i mnogo veština i navika, vrši se skoro po automatizmu. Ovaj tip memorije se, prema tome, označava kao *implicitna*, jer ne moramo da se aktivno i svesno prisećamo kako se nešto radi: samo sednemo u kola i vozimo. Kad se približite crvenom svetlu na semaforu, vaša noga je 'automatski' na kočnici. Kao kontrast ovom procesu, memorija za događaje i činjenice se može smatrati *eksplicitnom* memorijom.

Jedan od najpoznatijih i najintenzivnije proučavanih slučajeva potpunog gubitka eksplicitne memorije je slučaj H.M.-a, mladića sa izraženom epilepsijom, oboljenjem pri kome pacijent ima napade, praćene gubitkom svesti. U H.M-ovom slučaju, ovi epileptični napadi su postali tako česti da su mu onemogućili da vodi normalan život.

Godine 1953., kada je H.M imao dvadeset sedam godina, uklonjen mu je deo mozga da bi mogao da kontroliše epileptične napade. Iako je imala uspeha u borbi protiv epilepsije, ova operacija nikad posle toga nije ponovljena, jer je imala strašne posledice: pošto je operisan, H.M. je mogao da se seti samo događaja pre operacije – tokom perioda od oko dve godine pre operacije. Posle operacije je ostao neprekidno zarobljen u sadašnjosti.

Vrlo je teško zamisliti njegovo mentalno stanje. Ne može da prepozna prijatelje ili komšije koje je upoznao posle operacije. Iako može da kaže datum svog rođenja, ne može da kaže tačno koliko ima godina, i uvek procenjuje da je mlađi nego što jeste. Tokom noći, dešava se da pita medicinsku sestru gde se on to nalazi i zašto je tu. Ne može da rekonstruiše događaj od prethodnog dana. On objašnjava:

„Svaki dan je sam za sebe, kakvo god zadovoljstvo da sam imao, kakvu god tugu da sam doživeo". Za H.M, juče ne postoji.

Kao rezultat ovakvog stanja, H.M jedino može da izvede jednostavne radnje u sadašnjem trenutku. Zbog toga je dobijao monotone poslove, kao što je postavljanje upaljača za cigarete na kartonske police. Nije mogao da opiše mesto na kom je radio, prirodu svog posla ili put kojim su ga svaki dan dovozili.

H.M. i dalje može da zapamti niz od najviše sedam brojeva, pokazujući tako da je kratkoročna memorija odvojen proces od kasnijeg stupnja dugoročne memorije. Šta više, iako izgleda da je H.M. izgubio sposobnost da pamti dugoročno, njegov mozak je zadržao drugačiji tip memorije. H.M. zapravo može dosta dobro da izvrši određene motoričke zadatke, kao što je crtanje zvezde. Međutim, ovaj zadatak nije tako lak kao što zvuči, jer linija treba da se vuče dok se gleda u ogledalo: to je zahtevna vežba za senzorno motornu koordinaciju koja se povećava vežbanjem, kao što je slučaj i sa vožnjom automobila ili bicikla. Svakog dana je H.M napredovao u ovome, pokazujući da se ovaj drugi tip memorije, implicitna memorija, ne obrađuje u istom delu mozga kao sećanja na događaje. Zanimljivo je da se H.M. nije svesno sećao tog *događaja* učenja da crta zvezdu (što je primer eksplicitne memorije), iako je njegov mozak sasvim srećno i zadovoljno napredovao u samom crtanju – zbog implicitne memorije.

Posebno je važno za naše trenutno razmatranje, da, iako H.M. ne može da se seti događaja koji se dešavaju posle njegove operacije ili su se desili više od dve godine pre toga, sećanja iz dalje prošlosti su mu i dalje netaknuta, zarobljena u mozgu poput muve u ćilibaru. Ova sećanja, očigledno, ne zavise od uklonjenog dela mozga. Mora biti da nijedan moždani region ne može na sebe da preuzme svu odgovornost za ceo proces pamćenja činjenica i događaja. Izgleda da sećanja moraju, na neki način, da se obrade u jednom regionu, ali da se učvršćuju negde drugde. U sučaju H.M., oštećenje mora da je uticalo na stadijum na kome se prvi put obrađuje novo sećanje. Prema tome, sva sećanja koja su već konsolidovana su bezbedna. Baš kao što smo videli u Poglavlju 2, u razmatranju čula i kontroli pokreta, različiti regioni mozga su odgovorni za različite aspekte neke funkcije.

Zona koja je uklonjena H.M-u je srednji deo njegovog temporalnog režnja (kod slepoočnica), koji leži sa obe strane mozga, kao što se i vidi po imenu, kod slepoočnica, tačno iznad ušiju. Ova zona takođe uključuje region ispod korteksa koji se naziva *hipokampus*, što je na grčkom 'morski konjić', jer neki ljudi misle da ova struktura izgleda kao morski konjić. Po mom mišljenju, najlakše je zamisliti hipokampus, dok se gnezdi u mozgu ispod korteksa, kao strukturu u obliku ovnovih rogova, koji se uvijaju oko unutrašnje mase mozga. Značajan broj kliničkih i eksperimentalnih dokaza je pokazao, posle H.M.-ovog slučaja, da povreda ovog moždanog regiona dovodi do narušavanja procesa sklapanja sećanja.

Čak i za ovaj specifičniji aspekt memorije, njenu početnu konsolidaciju, postoji još jedna zona koja je, izgleda, važna: medijalni (središnji) talamus, vitalno važan za prenošenje dolazećih senzornih informacija do korteksa (videti

Poglavlje 2). Kao što svaki od procesa obrade za čula sluha i vida zavisi od drugačijeg dela talamusa, tako postoji i specifična oblast talamusa koja učestvuje u pamćenju.

Znamo da medijalni talamus učestvuje u pamćenju, zbog jednog ili dva nesrećna i bizarna slučaja u kojima su ljudi završili ili sa vrhom floreta za mačevanje ili bilijarskog štapa, u jednoj od nozdrva, čime bi bio uništen i medijalni talamus. U ovim slučajevima, žrtve ovih nesreća su imale amneziju za događaje. Za razliku od primera amnezije koje smo do sad posmatrali, ovde je problem često bio samo privremen. I pored činjenice da amnezija može biti privremena, ostaje stalna nesposobnost za pamćenje događaja koji su se desili dok je trajala amnezija, verovatno dok medijalni talamus nije dobro funkcionisao. Prema tome, kao i za hipokampus, medijalni talamus se može smatrati važnim za konsolidaciju pamćenja.

Izvorna amnezija (eng. *source amnesia*) je gubitak pamćenja o tome kada se i gde nešto desilo. Ako nema nikakve reference o prostoru i vremenu, događaji se ne mogu diferencirati i nema nikakvog ličnog uključivanja pojedinca u to što se desilo. Pošto su događaji unikatni i lični, dok su činjenice opšte i oslobođene vremenskih i prostornih referentnih okvira, sledi da izvorna amnezija primarno pogađa memoriju za događaje, pre nego onu za činjenice. Dok se memorija i za činjenice i za događaje, izgleda, oslanja na integritet hipokampusa i medijalnog temporalnog režnja, dotle deluje da je samo memorija za događaje oštećena povredom u ovoj trećoj zoni, prefrontalnom korteksu, koji smo sreli u Poglavlju 1.

Interesantno je da povreda medijalnog talamusa, koji ima konekcije sa prefrontalnim korteksom, može, takođe, imati kao rezultat poseban tip grešaka u prostorno-vremenskom lociranju sećanja. Sećanja mogu da isplivaju, na pogrešan način, van konteksta, kada nisu relevantna za govor i ideje u trenutku u sadašnjosti. Prefrontalni korteks, verovatno, ima uticaja, ne samo na to kako se pamte događaji, tako da se pamti određeno vreme i mesto, već i na to kako su ti događaji asocirani sa povezanim događajima u sličnom vremenu i mestu.

Činjenice, u semantičkoj memoriji, treba da se razlikuju od događaja u epizodnoj memoriji, samo po tome da se nalaze van specifičnog trenutka i mesta. Kada se jednom ružičasti slon skloni sa autoputa kroz džunglu u kojoj ste ga videli jedne noći, za vreme prošlog letovanja, on se redukuje na opštu, generičku misao o tome da slonovi mogu biti ružičasti. Povreda zone u kojoj se činjenice personalizuju u događaje putem vremenskih i prostornih referenci, ne bi uništila samu memoriju, već bi razdvojila činjenice od konteksta u kojem su se desile. Specifični događaji bi bili redukovani na obične opšte činjenice, tako što ne bi imali nikakve posebne ili unikatne detalje o vremenu i prostoru.

Ako je prefrontalni korteks potreban za ovaj tip vremensko-prostornih lokalizacija događaja, i ako je, kao što smo videli u Poglavlju 1, prefrontalni korteks prošao kroz neverovatni diferencijalni rast tokom evolucije, sledi da bi ovaj tip memorije za događaje naročito bio naglašen kod ljudi, jer je kod nas prefrontalni korteks disproporcionalno velik, a kod drugih životinja je mnogo slabije izražen. Za druge životinje je, možda, pamćenje događaja opštije, manje uko-

tvljeno u jedinstvenim vremenskim i prostornim koordina-
tama. Mačka se, možda ne seća specifičnog prolećnog dana,
kad je ulovila miša u zadnjem delu bašte, samo malo pošto
je popila čanče mleka i pre nego što se popela na drvo, ali
se verovatno maglovito i u opštim crtama priseća da je mi-
ša uhvatila. Zanimljivo je da postoji specifična iskonstruisa-
na situacija u kojoj i naše ljudsko pamćenje takođe liči na
taj opštiji tip memorije.

Ove pionirske studije je vršio u Kanadi, sredinom dva-
desetog veka, hirurg, Vajlder Penfild (Wilder Penfield). Pen-
fild je radio sa petsto pacijenata na kojima je izvršena neu-
rooperacija. Često je jezivo iznenađenje za većinu ljudi, to
da u samom mozgu nema senzora za bol; prema tome, mo-
guće je da se mozak kod svesnih pacijenata otvori, a da oni
ne osećaju bol. Uz pristanak pacijenata, Penfild je koristio
operacije, koje su morale da se ionako izvrše, da istraži skla-
dištenje memorije u mozgu. Pošto je površina mozga bila
otkrivena i pacijenti su bili potpuno svesni, on je mogao da
električno stimuliše različite delove korteksa, dok je beležio
izveštaje pacijenata o tome šta doživljavaju.

Najčešće, što možda i ne iznenađuje, pacijenti nisu pri-
javili nikakvo novo iskustvo. Ponekad, međutim, dešavao se
vrlo interesantan fenomen: pacijenti su tvrdili da mogu da
se sete vrlo živih scena. Često bi izjavili da su sećanja bila
kao snovi; više su bila opštija, generalizovana iskustva koja
nisu imala određene vremenske i prostorne referentne tač-
ke. Možda je, u ovoj vrlo veštačkoj situaciji, električna sti-
mulacija lokalno nadraživala medijalni temporalni režanj, a
da nije upošljavala druge neophodne, ali udaljenije regione.
Od ovih udaljenijih moždanih regiona, pre svega bi prefron-

talni korteks normalno bio aktivan tokom pamćenja nekog događaja. Videli smo u Poglavlju 1, kao i sada, da bez prefrontalnog korteksa naša sećanja i dalje postoje, ali da su maglovitija i manje specifična, možda slična sećanjima Penfildovih pacijenta kojima su ličila na snove, a možda stvarno liče na normalne snove. Ako redukcija uloge prefrontalnog korteksa, iz bilo kog razloga, zaista indukuje neko stanje svesti nalik na san, odatle bi sledilo da životinje sa manje izraženim prefrontalnim korteksom nemaju precizna sećanja kakva mi imamo. Umesto toga, njihova sećanja bi bila bestelesne činjenice kojima nedostaje vremensko-prostorni kontekst: 'epizodna' memorija o nekom događaju bi, maltene, postala 'semantička' memorija o činjenici.

Kao što smo videli u Poglavlju 1, prefrontalni korteks izgleda da je važan za radnu memoriju, gde na dolazne informacije i izlazne načine ponašanja, utiču određene internalizovane i individualne ideje, shvatanja ili pravila i unutrašnji resursi nagomilani tokom života, koji čine jedan idiosinkratični um. Ovi unutrašnji resursi bi obezbedili neku vrstu protivteže bombardovanju mozga bujicom senzornih informacija koja silovito nadire. Povreda prefrontalnog korteksa se često poredi sa šizofrenijom i, obrnuto, šizofrenija se, delom, pripisuje, nepravilnom funkcionisanju prefrontalnog korteksa (videti Poglavlje 1). Uobičajena i izražena karakteristika šizofrenije je preterana pažnja usmerena na spoljašnji svet, koji često deluje kao previše osvetljen i užurban, lišen otrežnjujuće perspektive i interpretacije zasnovane na objašnjenjima od strane unutrašnjih resursa. Moguće je da ljudi dok sanjaju, šizofreničari, kao i životinje, dele sličan tip svesti, koji karakteriše slabo pamćenje o prethodnim događajima i kojim dominiraju opšte činjenice i trenutno stanje ovog sadašnjeg momenta. Ako je tako, takav profil svesnosti bi mogao doprineti promeni karaktera Fineasa Gejdža (videti Poglavlje 1), koja je usledila pošto je ozbiljno povredio prefrontalni korteks.

Do sada smo videli da, što se tiče eksplicitnog pamćenja, kako događaja tako i činjenica, klinički slučajevi (kao, na primer, H.M) upućuju na to da hipokampus i medijalni talamus imaju ulogu u čuvanju memorije na oko dve godine; ove dugotrajne uspomene su, na neki način, 'uskladištene' u temporalnom režnju, što su pokazala Penfildova istraživanja. U međuvremenu, prefrontalni korteks, sa kojim i hipokampus i medijalni talamus ostvaruju konekcije, koordinira činjenice sa odgovarajućim kontekstom vremena i prostora, da bi osigurao da će događaj biti zapamćen kao jedinstveno dešavanje.

Kako bi se činjenica ili događaj mogli uskladištiti u mozgu? Znamo da, iako sećanja na prošle događaje mogu da postoje i posle oštećenja talamusa i hipokampusa, ipak je preterano reći da su ona i neuništiva. Moglo bi nam pomoći poređenje H.M.-ovog gubitka pamćenja, kod koga je uklonjen medijalni temporalni režanj, sa drugim tipom gubitka pamćenja kod druge grupe pacijenata. Ovi pacijenti su imali probleme sa pamćenjem zbog hroničnog alkoholizma. Među mnogobrojnim rizicima konzumiranja alkohola u velikim količinama, jeste i bolest povezana sa nedostatkom tiamina u ishrani: Korsakovljev sindrom. Pacijenti sa ovom bolešću ne samo da imaju isti tip oštećenja memorije kao H.M. – tačnije, amneziju za sve što se desilo posle operacije (anterogradna amnezija) – ali, takođe, oni izgube pamćenje za sve što se desilo pre no što su dovedeni u bolnicu i čak i pre početka bolesti (retrogradna amnezija).

Razlika između anterogradne i retrogradne amnezije je pokazana u istraživanju sprovedenom sedamdesetih godina dvadesetog veka. Pacijenti sa Korsakovljevim sindromom su imali lošije rezultate od H. M.-a, u prepoznavanju lica poznatih ličnosti koje su bile čuvene tridesetih i četrdesetih godina dvadesetog veka. Problem je ispitivati pamćenje obolelih od ovog sindroma, jer je teško razlučiti deficite od drugih tipova mentalnih procesa. Kod alkoholičara, oštećenje mozga je tako široko rašireno, da, pored pamćenja, pogađa i mnoge druge procese. Kod pacijenata sa Korsakovljevim sindromom, za razliku od H.M.-a, postoje izražena oštećenja u više raznih moždanih regiona, uključujući i velike delove korteksa.

Postoji li određeni region mozga u kome se memorija konačno skladišti? Psiholog Karl Lešli (eng. Karl Lashley) je pokušao da odgovori na to pitanje, četrdesetih godina dvadesetog veka. Lešli je koristio lavirint za trening pacova u zadacima koji zahtevaju pamćenje. Istreniranim pacovima je uklanjao različite delove korteksa, da bi video da li može da identifikuje gde bi otisak (engram) memorije mogao da se uskladišti. Ono što ga je začudilo i uznemirilo jeste da uklanjanje različitih delova korteksa nije dovelo do preciznog poklapanja specifične zone i zadržavanja specifične memorije. Umesto toga, što je više korteksa uklanjano, bez obzira na specifičnost regiona, to su pacovi lošije rešavali memorijske zadatke. Verovatno ne iznenađuje to da celokupni korteks igra važnu ulogu u skladištenju memorije.

U skladu sa Lešlijevim dokazima sa pacovima, klinički slučajevi koje je opisao Penfild takođe bi sugerisali da se memorija ne skladišti na prost način; ne postavlja se direktno u mozak. Pre je slučaj, kao što se vidi u Penfildovim studijama, da skladište pamćenja liči na maglovitu seriju snova. Jedan neposredni problem je bilo to da samo pamćenje nije kao vrlo specifični video snimci i da je daleko od kompjuterske memorije. Još jedan problem u Penfildovim eksperimentima je bilo to, da, ako bi ista zona bila stimulisana u različitim prilikama, to bi dovodilo do različitog memorisanja. I obrnuto, isto pamćenje je moglo da se generiše stimulacijom različitih zona. Niko još nije definitivno pokazao kako bi se ovi fenomeni mogli objasniti u odnosu na funkcije mozga. Jedna mogućnost je, međutim, da je Penfild, svaki put kad bi stimulisao isto mesto, aktivirao različito neuronsko kolo, pri čemu svako kolo može učestvovati u određenoj memoriji. Slično tome, kada je stimulisao drugo mesto, Penfild je, možda, ponekad, aktivirao kolo koje je već ranije aktivirao, ali prosto na nekom drugom mestu kao okidaču – kada je isto kolo aktivirano, bez obzira sa kog okidačkog mesta, memorisanje bi bilo isto.

Penfildovi nalazi se objašnjavaju time da je memorija, na neki način, asocirana sa preklapajućim neuronskim kolima. Jedan neuron bi mogao da bude član više različitih neuronskih kola; jedno kolo bi se razlikovalo od drugog po specifičnoj kombinaciji u svakom pojedinačnom slučaju. Svako kolo bi doprinosilo fenomenu pamćenja, tako da ni jedna pojedinačna moždana ćelija ili grupa ćelija isključivo posvećena jednoj funkciji, ne bi bila odgovorna u potpunosti; umesto toga, memorija bi bila raspodeljena. Biohemičar Stefen Rouz (Stephen Rose) je došao do tog zaključka kada je trenirao piliće da se ponašaju protivno svojoj prirodnoj sklonosti i da izbegavaju kljucanje zrnevlja.

Ukratko, Rouz je otkrio da različiti delovi mozga pileta obrađuju i pamte različite osobine zrna, kao što su veličina i boja. Kao što smo videli za sam vizuelni proces u Poglavlju 3, memorija za viđenje predmeta se, takođe, paralelno skladišti. Nema nijednog pojedinačnog regiona za memoriju, već je ona raspodeljena u više regiona. U zavisnosti od modaliteta onoga što se pamti i po asocijacijama koje to okida u određenom kontekstu, različiti nivoi neuronskih kola će se aktivirati kroz ceo korteks. Lako je uočiti zašto je Lešli bio pod utiskom da se zajedničkim radom praktično celog korteksa, na neki način obavlja proces pamćenja.

Kako se, zapravo, sećanja uopšte učvršćuju u korteksu? Videli smo da svi tipovi memorije prvo prolaze kroz veoma kratku i nestabilnu fazu kratkoročne memorije, ali ova kratkotrajna memorija traje najviše pola sata. Nasuprot tome, u zaprepašćujućem slučaju H.M-a, koji, iako je imao savršeno sećanje o svemu što se desilo ranije u njegovom životu, nije mogao da se seti ničega iz perioda od dve godine pre operacije. Da bi hipokampus i medijalni talamus učvrstili pamćenje, nije dovoljno samo nekoliko minuta, već je potreban značajan vremenski period.

Niko ne zna zaista, kako hipokampus i medijalni talamus, oba u vezi sa korteksom, rade tokom perioda od nekoliko godina, da bi uskladištili pamćenje koje, na kraju, neće više zavisiti od integriteta ovih subkortikalnih struktura. Jedna privlačna ideja predstavlja pamćenje kao nešto sastavljeno od inače proizvoljnih elemenata, koji su prvi put skupljeni zajedno u tom događaju ili činjenici koji treba zapamtiti. Uloga hipokampusa i medijalnog talamusa bi bila u tome da se osigura da ovi različiti, prethodno nepovezani elementi, budu asocirani i na taj način, nekako vezani u kohezivnu memoriju. Baš kao što smo videli na jednostavnom primeru boje i oblika zrna, u Rouzovom eksperimentu, različiti delovi korteksa bi bili uključeni u to. Neki mehanizam bi, prema tome, bio neophodan da ove različite i udaljene neuronalne populacije aktivira u funkcionalnu mrežu.

Moguće je zamisliti da, u početku, kohezivnost funkcionalne kortikalne mreže koja predstavlja memoriju, zavisi od dijaloga koji se odvija sa hipokampusom i medijalnim talamusom. Međutim, kako mreža postaje sve više etablirana, izgleda tokom perioda od nekoliko godina, tako, postepeno, subkortikalne strukture postaju manje važne, tako da, na kraju, kao što smo videli sa H.M-om, etablirana memorija može ostati intaktna, oslobođena i potpuno nezavisna od hipokampusa. Zidarske skele bi mogle da posluže kao metafora: dok se zgrada gradi, etablira, uklanjanje skela bi dovelo do rušenja građevine; međutim, kada se zgrada završi, skele su suvišne.

Ako eksplicitna memorija za događaje i činjenice zavisi od inicijalnog dijaloga između korteksa i određenih subkortikalnih struktura, možda bi se isti aranžman mogao primeniti na skladištenje veština i navika: implicitnu memoriju. Određene navike, kao što je pamćenje sekvenci ili izvođenje određenog tipa pokreta u odgovarajućem kontekstu pri čemu nije neophodno misliti o tome, mogu se adekvatno izvršiti i kod obolelih od amnezije, sa oštećenjem medijalnog

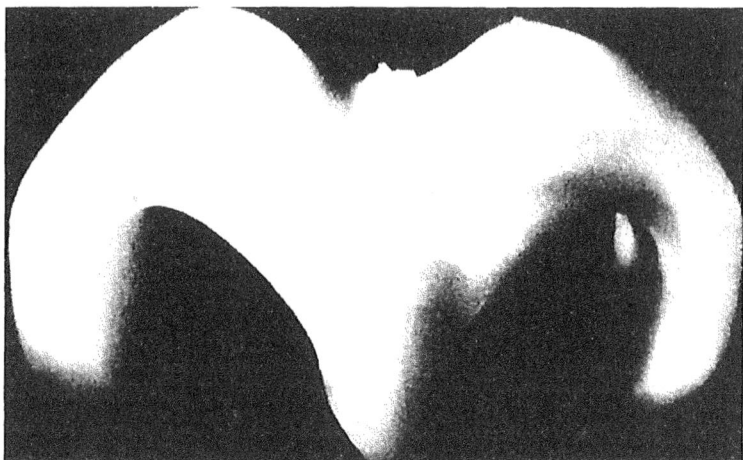

SLIKA 11: Hipokampus izolovan iz mozga pacova (Fotografiju ustupio Dr. Nik Rolins, Oksford)

temporalnog režnja. Međutim, pacijenti koji pate od poremećaja bazalnih ganglija kao što su Parkinsonova bolest i Hantingtonova horea (videti Poglavlje 2), naizgled nemaju problema u eksplicitnom pamćenju činjenica i događaja. Umesto toga, njihov problem je da više nisu u stanju da izvode uobičajenu sekvencu pokreta, ili da ne mogu da prepoznavaju sledeći element u sekvenci koja im se pokazuje nekoliko puta zaredom, i koja bi se, u normalnim uslovima, implicitno zapamtila.

Svakodnevni primer navike je sposobnost da se izvede pravi tip pokreta u pravo vreme. Pacijenti sa Hantingtonovom horeom ne mogu više da izvode pokrete u odgovarajućem kontekstu – na primer, zamah rukom koji može karakterisati ovaj poremećaj bi mogao da bude odgovarajući na terenu za bejzbol, ali ne i u supermarketu. S druge strane, pacijenti sa Parkinsonovom bolešću, ne mogu da izvode pokrete u nizu: što je sekvenca kompleksnija – na primer, ustajanje ili osvrtanje – to je veći stepen greške. U oba ova, vrlo različita poremećaja bazalnih ganglija, postoji propust u implicitnom sistemu pamćenja, greška u različitim aspektima (u kontekstu za horeu i sekvenci za Parkinsonovu bolest) uobičajenog izvođenja pokreta.

Bazalne ganglije nisu jedini moždani region uključen u implicitnu memoriju. Neki memorijski zadaci uključuju uslovljavanje (eng. *conditioning*), slično onome što smo videli za hobotnicu na početku ovog poglavlja: pojava nekog, inače neutralnog stimulusa, kao što je lopta, izaziva odgovor pošto je jednom to bilo asocirano sa nekim stimulusom koji ima značenje, kao što je račić. Za određene tipove uslovljavanja koji uključuju trenutne pokrete mišića, sada se smatra da ih kontroliše cerebelum, mali mozak na zadnjoj strani glave (videti Poglavlja 1 i 2). Na primer, moguće je, i kod zečeva i kod čoveka, usloviti oko da trepne na prethodno neutralan stimulus, kao što je zvuk zvona, kada se asocira sa prirodnim okidačem za treptanje, kao što je nalet vazduha.

Možemo videti da su moždane strukture potrebne za navike i veštine, različite od onih koje se koriste za eksplicitno pamćenje činjenica i događaja. Ključna razlika nije samo u identitetu ovih struktura, već takođe u njihovom odnosu prema korteksu. Dok medijalni talamus i hipokampus imaju jake recipročne veze sa korteksom, konekcije sa bazalnim ganglijama i cerebelumom nisu tako robusne i dominantne. Strijatum, koji je osnovni deo bazalnih ganglija, prima dolazne informacije iz korteksa i u Hantingtonovoj horei i u

Parkinsonovoj bolesti, ali sam ih ne šalje direktno nazad. Slično tome, cerebelum, budući indirektno povezan sa korteksom, nema nijednu direktnu konekciju. Prema tome, dolazimo u iskušenje da zamislimo da su ovi moždani regioni, za razliku od onih koji su uključeni u eksplicitnu memoriju, ostavljeni da se sami voze, da tako kažemo. Ovakav scenario bi se mogao očekivati kod aktivnosti kao što je implicitna memorija, koje se izvode bez usmerene pažnje ili svesnog napora: za takve aktivnosti ne bi bilo potrebno konstantno obraćanje korteksu, za koji se zna da ima ključnu ulogu u svesnoj pažnji. Kao što smo videli u Poglavlju 2, pošto jednom pokret postane automatizovan, bilo putem internalizovanih okidača u bazalnim ganglijama ili putem senzornih dolaznih informacija koje stižu kroz cerebelum, korteks se oslobađa za druge funkcije, kao što je eksplicitna memorija, pamćenje činjenica i događaja.

Videli smo da se memorija može podeliti na različite procese i da će svaki proces biti izvršen putem različitih kombinacija moždanih regiona. Ali, ono što je zajedničko svim ovim memorijskim procesima, možda je i najmisterioznije pitanje od svih: Znamo da neki ljudi mogu da pamte šta im se desilo pre devedeset godina, ali do tada će svaki molekul u njihovom telu biti mnogo puta isprevrtan. Ako se dugotrajne promene koje posreduju u pamćenju neprekidno dešavaju u mozgu, kako se one održavaju? Bez obzira na moždani region, kako neuroni registruju više ili manje trajnu promenu kao rezultat iskustva.

Razmatrali smo pamćenje koristeći „odozgo-nadole" (eng. *Top – down*) strategije. Da bismo odgovorili na ovo poslednje pitanje, moramo da pođemo „odozdo-nagore" (eng. *Bottom – up*). Zamislite sinapsu koja učestvuje u bilo kom memorijskom procesu. Hajde da, zbog jednostavnosti, pamćenje posmatramo u njegovoj najjednostavnijoj formi, kao asocijaciju između dva prethodno neasocirana elementa. I opet, samo zbog jednostavnosti, da zamislimo da je svaki od ovih elemenata predstavljen sa dve pojedinačne ćelije.

Tokom pamćenja, ta dva prethodno neasocirana neurona bi bila simultano aktivna i ta istovremena aktivnost bi, na kraju, imala neki dugotrajni rezultat, koji po trajanju daleko premašuje vremenske periode tokom kojih je svaka od ovih ćelija bila na početku aktivna. Najjednostavniji scenario da se ovo zamisli predstavio je 40-ih godina dvadesetog veka, psiholog sa vizionarskim idejama, Donald Heb (eng. Donald Hebb). On je predložio da, kada je dolazeća ćelija, X, posebno aktivna, i tako ekscitira ciljnu ćeliju, Y, tada se sinapsa između X i Y pojačava. Pod pojmom pojačavanje, Heb podrazumeva da bi ta sinapsa bila efikasnija u hemijskoj signalizaciji od nekih drugih, uspavanih, koje takođe stižu i prave kontakt sa Y. Ova ideja je verzija onoga što smo već videli u prethodnom poglavlju tokom razvića, kada neuron koji najviše radi (u ovom slučaju, X) na kraju ima najefikasnije konekcije.

Drugi, noviji predlog za alternativni način za jačanje konekcije je o tome da pojačani kontakt ne uključuje direktno ciljnu ćeliju Y, već da podrazumeva korišćenje treće ćelije, Z. Ova treća ćelija bi uticala na X *pre nego* što X signalizira ka Y. Prema tome, ovo pojačavanje bi bilo presinaptičko, a ne postsinaptičko kao u Hebovoj šemi. Ako su Z i X istovremeno aktivni tako da Z modulira (videti Poglavlje 3) ak-

tivnost ćelije X, više transmitera bi se oslobodilo na konač-
nu ciljnu ćeliju Y. Samo ako su X i Z aktivni u isto vreme,
ćelija X će osloboditi više transmitera na ćeliju Y. (Videti
Sliku 12).

Ovaj scenario je najefikasnije demonstriran na morskom
pužu, apliziji (lat. *Aplysia*), kod koga je prednost to da mu je
nervni sistem daleko jednostavniji, toliko da pojedinačni neu-
roni mogu da se čak i identifikuju po imenu. U jednostavni-
jem nervnom sistemu aplizije, nema problema da se ujedine
pristupi „odozgo-naniže" i „odozdo-naviše": aktivnost u neu-
ronalnim kolima se direktno prevodi u primetno ponašanje.
Evo jednog primera: Nerv Z (koji odgovara ćeliji Z pome-
nutoj ranije) koji odgovara na prirodno odbojni stimulus u
repu, utiče na senzorni nerv (X) koji odgovara na benigni sti-
mulus. Ovaj senzorni nerv se, zatim, direktno povezuje sa
motornim nervom (Y) kojim aplizija skuplja svoje škrge.

Aplizija se može usloviti da skuplja škrge u odgovor na
inače neutralan stimulus na senzornom nervu, slično kao što
mi možemo biti uslovljeni da trepćemo na neutralni stimu-
lus zvonjave. Kada su Z i X istovremeno aktivni (odnosno,
kad se benigni i odbojni stimulus dese u isto vreme), Z in-
dukuje u nervu X kaskadu hemijskih reakcija koje vode ka
zatvaranju kalijumskih kanala (videti Poglavlje 3). Kada je
efluks ovih pozitivno naelektrisanih jona sprečen, napon će-
lijske membrane postaje pozitivniji: to je tačno ona voltaža
potrebna za otvaranje posebnih kanala kojima kalcijum ula-
zi u ćeliju. Kada, kao posledica toga, više kalcijuma dospe u
ćeliju, oslobodiće se i više transmitera (videti Poglavlje 3).
Veća količina transmitera koju senzorni nerv X oslobađa na
motorni nerv Y dovodi do toga da motorni nerv snažnije

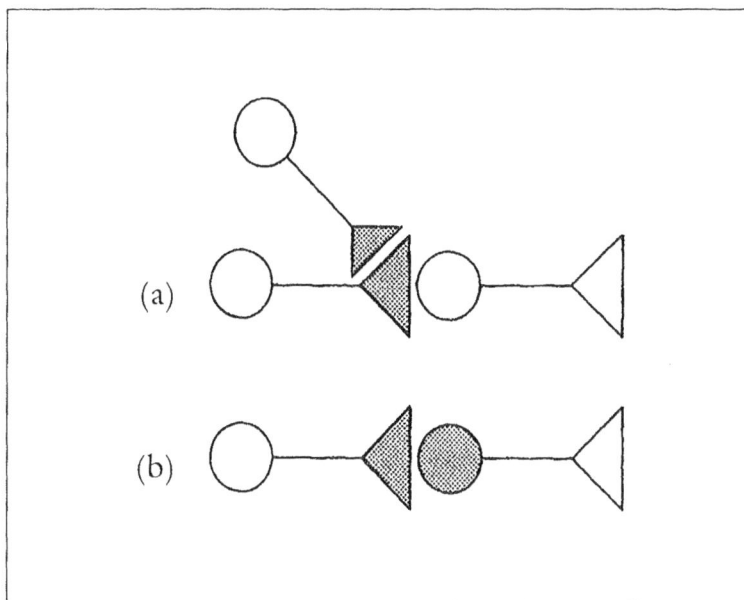

SLIKA 12: Moguće osnove adaptacije neurona na iskustvo, koje se odražavaju u aktivnosti dolaznih ćelija. Kod morskog puža aplizije (lat. Aplysia), (a) istovremena aktivnost dve ćelije, pri čemu jedna presreće drugu, dovodi do povećanog oslobađanja transmitera na ciljnu ćeliju. U mozgu sisara (b) ćelija koja je već aktivirana moći će da brže odgovori na dalju stimulaciju, kao što je prikazano u osenčenim zonama.(Crtež prema Dr. O. Paulsenu, MRC Anatomical Neuropharmacology Unit, Oxford.)

radi, a rezultujuće ponašanje se ogleda u povlačenju škrga, koje je takođe snažnije. Nerv X može ostati u ovom potenciranom stanju čak i kada Z prestane da bude aktivan. Opisano ponašanje je uslovljeno.

Slično tome, u mozgu sisara, moguće je da na bilo kojoj od mnogih sinapsi u mnogim moždanim regionima

uključenim u pamćenje, može doći do pojačavanja onih si-
napsi koje najviše rade. Smatra se da je ključni mehanizam
kojim se ovo postiže takozvana dugotrajna potencijacija
(eng. *long-term potentiation* – LTP). LTP radi tako što isko-
rišćava „pedantnu" prirodu određenog tipa ciljnog recepto-
ra (NMDA; odnosno N-metil-D-aspartat) za određeni tip
transmitera (glutamat). Za razliku od normalnijeg scenarija
u Poglavlju 3, ovaj receptor će dovesti do otvaranja jonskih
kanala samo kada su ispunjena dva uslova. Prvo, kao što je
i normalno slučaj, dolazeća ćelija mora, takođe, biti aktivna
tako da transmiter o kome se radi – u ovom slučaju, gluta-
mat – može da se oslobodi da bi se vezao za receptor. Dru-
go je neuobičajeni uslov da ćelija mora već da ima pozitiv-
niji napon nego što je uobičajeno. Samo kada su oba ova
uslova ispunjena, ovaj pedantni receptor će dozvoliti da ve-
like količine kalcijuma poplave ciljnu ćeliju.

Ova dva uslova se mogu ispuniti samo ako postoji isto-
vremena aktivnost, postignuta na neki od ova dva načina. Je-
dan način je da dve dolazeće ćelije budu simultano aktivne,
tako da svaka ispunjava jedan od dva uslova – jedna dolaze-
ća ćelija bi tako oslobađala glutamat, dok bi druga izazvala
opadanje napona (polarizovanost se menja ka pozitivnijim
vrednostima, *prim.prev*) putem oslobađanja drugog transmi-
tera. Drugi način da se ispune oba uslova, uključio bi samo
ćeliju koja oslobađa glutamat. Na početku, preterano pe-
dantni kanal se ne bi otvorio jer bi, iako se glutamat osloba-
đa, napon ćelije bio normalan. Glutamat bi jedino funkcioni-
sao, na normalan način, na manje pedantni tip glutamatskog
receptora. Ako bi se oslobađanje glutamata *produžilo*, tada
bi efekti aktiviranja manje pedantnog receptora bili takvi da

174

dovedu do pada napona ciljne ćelije, na taj način ispunjavajući drugi uslov. Izbirljivi glutamatski receptor bi tada mogao da otvori kanal da bi joni kalcijuma ušli unutra. Prema tome, produžena aktivnost, isto kao i istovremena aktivnost dolazećih ćelija može, u oba slučaja, da izazove promenu u dugoročnom odgovoru ciljnog neurona.

Do ovakvog tipa produžene ili istovremene aktivnosti dolazećih neurona može doći tokom pamćenja. Veliki influks kalcijuma do kojeg dolazi u toj situaciji će ponovo pokrenuti hemijsku kaskadu unutar ciljne ćelije što dovodi do oslobađanja druge hemikalije koja može da, kao rikošet, preskoči unazad preko sinapse, uđe u dolaznu ćeliju (presinaptičku, *prim.prev*) i deluje tako da izazove tu ćeliju na oslobađanje još više transmitera. Zato je ciljna ćelija još aktivnija, pa se za takvu sinapsu kaže da je pojačana. Kada se dolazna ćelija u pojačanoj sinapsi ponovo stimuliše, slabim intenzitetom, odgovor koji iz toga sledi će biti veći, pomalo nalik na pojačano uvlačenje škrga kod aplizije. To je poznato kao potencijacija.

Ovakvim tipom fenomena možda može da se objasni kratkoročna memorija. Međutim, mi znamo da je kratkotrajna memorija upravo to – da traje kraće od sata. Da bi se objasnila naša, kako izgleda, trajna sećanja, morale bi da se dešavaju neke stalnije promene na ćelijskom nivou. LTP u mozgu sisara, kao i potencijacija kod aplizije, bili bi neophodni, ali ne i dovoljni uslov. Ako bi se ostalo na pojačanom oslobađanju transmitera, kao što je slučaj pri prvom skiciranju memorije, tada bi transmiter morao da radi i više nego samo da prenosi poruku do ciljne ćelije na drugoj strani sinapse o još jačem ili potenciranijem odgovoru kratkog trajanja. Šta više, dugotrajni rezultat ove pojačane aktivnosti bi, zapravo, morala da bude neka promena u onome što se dešava unutar ciljne ćelije.

Jasno je da trajne promene ne mogu da zavise od postojećih hemikalija koje se prosto oslobađaju u većim količinama. Čak i ako određeni enzimi postanu spontano aktivni, što se i dešava, na taj način povećavajući efikasnost sinapse, takvi molekuli imaju kratak životni vek, koji traje od nekoliko minuta do nekoliko nedelja. Iako je mnogo toga što se dešava unutar ćelije tokom memorije još uvek misterija, određene činjenice se pojavljuju. Uočili smo da je zajednički suštinski događaj i za apliziju i za LTP u mozgu sisara, ulazak kalcijuma u neuron.

Ovaj ulazak može delovati kao okidač, već u prvih tridesetak minuta, za aktiviranje određenih gena pri čemu se koriste proteini koji su sami po sebi kratkog trajanja. I pored toga, produkti takvih gena su, zatim, sposobni da aktiviraju druge gene, koji, eksprimirani na različite načine, mogu da dovedu do vrlo dugotrajne modifikacije neurona. Efekti aktiviranja gena unutar neurona mogu biti takvi da povećaju efikasnost transmitera, povećaju broj receptora, ili, čak, da povećaju efikasnost kojom receptor otvara jonski kanal. Međutim, alternativni način na koji se neuron, putem genske ekspresije, može promeniti, još je radikalniji.

U prethodnom poglavlju smo naučili da efekti iskustva ne modifikuju toliko broj samih neurona, već pre konekcija među njima. Videli smo da važi, kao široka generalizacija, da što je veće iskustvo, to je više konekcija. Sada se zna da se već tokom jednog sata treniranja nekog posebnog zadatka, određeni važni proteini pokreću na rad. Dva dobra pri-

mera ovakvih proteina, su „nalepnice", ćelijski adhezioni molekuli koje smo razmatrali u prethodnom poglavlju kao i protein, podesno nazvan *protein – asociran sa rastom* (eng. *growth-associated protein*), GAP-43. Ćelijski adhezioni molekuli su, izgleda, važni za prepoznavanje neurona i za stabilizaciju neuronalnih kontakata. Tokom sintetisanja ćelijskih adhezivnih molekula u mozgu, dodaju im se određeni šećeri. Znamo da su ćelijski adhezioni molekuli važni za memoriju, jer, ukoliko se inkorporiranje ovih šećera spreči davanjem nekog blokatora, dolazi do amnezije.

GAP-43 je primer još jednog proteina koji može igrati ulogu u pamćenju – kao što to njegovo ime sugeriše, ovaj protein je uključen u rast neurona. Konusi rasta (vidi Poglavlje 4) sadrže GAP-43, i zna se da se njegova sinteza dešava sa visokom stopom kada neuroni izdužuju svoje aksone. GAP-43 se, izgleda, aktivira tokom LTP. Prema tome, izgleda primamljivo spekulisati da ulazak kalcijuma tokom pojačavanja kontakta za vreme memorijskog zadatka, dovodi do pojačanog rasta neuronalnih kontakata, možda putem GAP-43, i do stabilizacije tih kontakata, možda putem ćelijskih adhezivnih molekula.

Na taj način će se formirati novi sinaptički kontakti, što je bio, kao što smo videli u Poglavlju 4, tokom razvića, i najočigledniji način na koji su se promene u okruženju odražavale na mozak. Ne bi bilo iznenađujuće da, tokom života, jedan takav proces adaptiranja na iskustvo, kao što je memorija, bude zapravo eho, odraz, nekog procesa razvića u našem mozgu.

Kako može povećan broj konekcija između neurona da podrži proces pamćenja? Teško je odgovoriti na to pitanje, budući da je, za odgovor, potrebno premostiti procep, u mozgu sisara, između ćelijskog nivoa „odozdo naviše" koji smo do sada razmatrali, i funkcionalni pristup, „odozgo naniže" koji smo koristili ranije u ovom poglavlju. Treba da znamo kako da svet mikroskopskih događanja u mnoštvu neurona dovedemo u vezu sa makrofenomenološkim svetom pamćenja. Iako je kod aplizije relativno jednostavno prevesti aktivnost određenog neuronskog kola u mehaničko ponašanje, kao što je povlačenje škrga, ipak je nemoguće ustanoviti da neko ponašanje ima veze sa specifičnim neuronskim kolom. I pored toga, neke osobine procesa pamćenja ipak pružaju indikacije da je povezanost između neurona važna, iako je trenutno neidentifikovana i vrlo je sofisticirana.

Dobro poznat trik za poboljšanje pamćenja jeste da se pojam koji treba zapamtiti asocira sa nečim što bi samo po sebi izazvalo mnoge asocijacije. Na primer, asociranje nekog broja („3") sa nečim što se može odmah vizuelizovati („tri slepa miša"), i što je vrlo poznato (stara engleska dečja pesmica), poboljšaće sledeće podsećanje na broj. Alternativna strategija je da se zamisle pojmovi sa, na primer, spiska za kupovinu, raspoređeno u različitim delovima sobe, tako da čokoladica može biti prikucana za vrata, buter može biti ispod stola, a mleko na stolu i čaj u sudoperi. Alternativni način poboljšavanja pamćenja je da sami sebe postavite, ili zamislite sebe, u istom kontekstu u kojem se zapamćeni događaj originalno desio. Mogli biste da zamislite da ste bili na plaži tokom letovanja ne bi ste li se setili imena spasioca na plaži sa kojim ste započeli razgovor. Sofisticiranija verzija ove ideje je da zamislite druge pojmove koji pripadaju tom kontekstu u kojem se dato prisećanje odvija (mleko za sunčanje, peškir, naočari za sunce). U svim ovim slučajevima, ili bismo pravili maksimalan broj asocijacija tokom čina konsolidacije pamćenja, ili bismo iskorišćavali takve asocijacije tokom prisećanja.

Dobro je poznato da većina ljudi ne može da se seti događaja koji su se desili kad su bili mlađi od oko tri godine. Ovaj fenomen se ne može objasniti samo dugim vremenom koje je proteklo, budući da smo sposobni da se, posle toga, sećamo događaja tokom nekih devedeset godina. Šta više, mala deca mogu da zapamte navike i veštine iz doba kad su bili još mlađi – samo je eksplicitna memorija problem. S druge strane, bebe, već sa pet meseci starosti, izgleda da su sposobne da iskažu eksplicitnu memoriju, tako što će neki novi predmet posmatrati duže nego onaj koji su prethodno već videle. Deca mlađa od godinu dana, mogu da kopiraju igre koje su videli da neko drugi igra, čak i ako su to videla samo jednom, prethodnog dana.

Prema tome, izgleda da je neki jednostavni oblik eksplicitne memorije dostupan maloj deci, što bi, zauzvrat, značilo da njihovi hipotalamus i medijalni talamus moraju biti u operativnom stanju. Korteks je diskutabilniji, što se tiče starosnog doba. Ako bi neuroni u korteksu bili nesposobni da formiraju mnogo asocijacija, onda ni eksplicitna memorija kod dece ne bi bila, kao što zaista i nije, vrlo jaka. Posle 3 godine starosti, sposobnost da se pojmovi asociraju sa bogatijim repertoarom sakupljenim iz iskustva, potpomognuta, zauzvrat, povećanim brojem neuronskih konekcija u korteksu, omogućiće postojanje memorije kakvu poznajemo.

Iako ove strategije i primeri mogu varirati, osnovna tema je ista: kako iskoristiti asocijacije sa zapamćenim pojmom. Na nivou neurona, ove asocijacije, sasvim sigurno, nisu u vidu proste „jedan-na-jedan" povezanosti između ćelija. Međutim, u okviru ogromnog međusobnog delovanja neuronalnih mreža različite kompleksnosti, osnovna jedinica promenljivosti će se svesti na modifikacije sposobnosti povezivanja, konektovanja, koje smo razmatrali. Znamo da dugotrajnu memoriju prati povećanje broja presinaptičkih terminusa, i znamo da pamćenje uključuje formiranje novih asocijacija. Još uvek ne možemo ustanoviti uzročnu relaciju između fizičkog i fenomenološkog u ljudskom mozgu; međutim, u ovom trenutku, dovoljno je biti svestan korelacije između ova dva nivoa funkcionisanja. Pamćenje ima mnogo vidova i mnogo nivoa. Ono nije samo funkcija mozga, budući da može da sažme unutrašnje resurse jedne individue, u cilju interpretiranja spoljašnjeg sveta i to na istančan i jedinstven način. Kao takvo, pamćenje je dobro mesto da se na njemu završi naš kratak i letimičan pogled u mozak, koji je kamen temeljac razuma.

ZAKLJUČAK

GLEDATI UNAPRED

U prethodnim poglavljima imali smo priliku da razmo-
trimo neka od zadivljujućih pitanja sa kojima se suočavaju
naučnici koji proučavaju mozak. U Poglavljima 1 i 2 smo
videli da mozak ne radi kao neka kolekcija mini-mozgova
već da, na neki način, mnogo moždanih regiona doprinosi
različitim funkcijama (paralelna obrada podataka). Među-
tim, niko nema nikakvu ideju o tome kako potpuno različi-
ti regioni u mozgu uspevaju da izazovu takvu celinu, kao
što je kretanje ili vid, koja je više od sume svojih delova.

U Poglavlju 3, proučili smo na koji način je izgrađen
mozak. Iako je većina neurofiziologa vrlo dobro upoznata
sa neuronskim zavrtnjima i šrafovima, njihov način funkcio-
nisanja i dalje nastavlja da iznenađuje. Sedamdesetih godina
dvadesetog veka, prilično dogmatična uverenost se uvukla
u oblast istraživanja mozga o tome da su sve funkcije u mo-
zgu izvedene iz osnovnih procesa ekscitacije (povećavanja
broja akcionih potencijala u bilo kom neuronu) i inhibicije
(smanjivanja broja akcionih potencijala), tako da se činilo
da je sve veći broj hemijskih transmitera koji su otkrivani u
stvari suvišan. Tek sada pravilno procenjujemo komplek-
snost akcija koje ove hemikalije imaju. Koncept neuromo-
dulacije, vršenja uticaja na odgovore neurona, još se uvek

181

istražuje u odnosu na raznolik opseg bioaktivnih supstanci. Kao što smo videli u Poglavlju 3, za amine i acetilholin su aranžmani u vidu fontane u produženoj moždini dobro postavljeni za izvršavanje njihovih funkcija. Izazov je otkriti kako se modulatorne aktivnosti ovih fontana, koje su tako često ciljna mesta lekova i droga koje utiču na raspoloženje, mogu povezati sa globalnim funkcionisanjem mozga.

U Poglavlju 4, videli smo kako se sinapse, koje smo predstavili u prethodnom poglavlju, ugrađuju u sve kompleksnija kola koja se razvijaju u detinjstvu i formiraju unikatne ali ipak osetljive individue. Sa druge strane, ima vrlo specifičnih pitanja koja treba rešiti, kao što je ono o tome kako neuron zna kada da se iskrca iz svoje glijalne žičare u odgovarajućem regionu mozga, i kako prepoznaje slične neurone sa kojima će se udružiti u određeno neuronsko kolo. Sa druge strane, ima nekih opštijih zagonetki koje su i dalje potpune enigme. U kom dobu se individualnost ušunjava u mozak u razvoju? Kako neuronska kola formiraju ne samo individualni mozak već i individualnu svest? Čega bi fetus mogao da bude svestan? Iako sam ja pokušala da predložim jedan mogući scenario, ideja o fetalnoj svesnosti kao donjem kraju kontinuuma svesnosti daleko je od dokazanog.

Zagonetka o fizičkoj osnovi svesti i razuma zaokupljala nas je, više nego ikada, kada smo, u Poglavlju 5, istraživali pamćenje. Iz bilo kog proučavanja memorije će proizaći dve krupne stavke u neurofiziologiji. Prva je o tome kako smo nesposobni da pomirimo pristup „odozgo-nadole" sa pristupom „odozdo-nagore". Kod morskih puževa je moguće translirati funkcionisanje biohemijske mašinerije do zapamćenog ponašanja, kao što je uvlačenje škrga. U sofisticiranijem mozgu sisara, međutim, ne možemo da pokažemo da određen broj ćelijskih mehanizama nije samo neophodan već i dovoljan za pamćenje. To je zato što je memorija, izgleda, osobina u nastajanju, za više moždanih regiona koji rade paralelno. Prema tome, organizacija „odozgo-naniže" je relevantna isto koliko i mehanizmi „odozdo-naviše". Sve dok ne bude moguće da se ova dva pristupa utkaju u skladno objašnjenje, pokušaji da se shvati ta bogata tapiserija ljudskog pamćenja neizostavno će propadati.

Druga velika stavka do koje se stiže razmatranjem pamćenja je, možda, i najizazovnija od svih: odnos mozga s umom. Memorija je očigledno produkt fizičkog mozga (što dokazuje slučaj H.M.), ali u poređenju s eksplicitnijim senzornim ili motornim funkcijama, odmah bi se smatrala za aspekt uma. Jedan način posmatranja uma bi mogao da bude da se izjednači s unutrašnjim resursima koje smo razmatrali u Poglavljima 1 i 5. Videli smo da ova zaliha sećanja, predrasuda i iskustava može da deluje kao protivteža u poplavi svakodnevnih senzornih iskustava. Takođe smo videli da u jednostavnijim mozgovima, u šizofreniji ili u snovima, takva sposobnost može biti smanjena. Kada se posmatra na ovaj način, um bi mogao biti personalizacija fizičkog mozga tokom njegovog razvoja i prilagođavanja tokom života. Kompleksniji mozgovi, kao što smo videli u Poglavlju 4, imali bi veću šansu za individualniji, manje stereotipan um.

Izgleda da smo se vratili na istu ideju, onu o kontinuumu, koju smo već razmatrali u vezi sa svesnošću. Posmatrajući razum u nastajanju, kao lični aspekt fizičkog mozga, kako da ga povežemo sa svesnošću? Moje lično mišljenje je da se razum može realizovati samo kada smo svesni. I zaista, mi gubimo svest dok spavamo, ali ne gubimo um. Međutim, um je besmislen ako smo bez svesti. Prema tome, svesnost bi mogla da se posmatra kao stvarno iskustvo iz prve ruke i na prvi pogled, o nekom umu, personalizovanom mozgu. Svest oživljava um; to je vrhunska zagonetka za neurofiziologa. To je vaše najprivatnije mesto.

Ova vrhunska zagonetka, subjektivni doživljaj svesti, je, verovatno, dobro mesto da se završi bilo koji čisto naučni pregled, odnosno pregled zasnovan na objektivnim činjenicama. Iako sva ova pitanja mogu trenutno da izgledaju zastrašujuće, neurofiziolozi su napravili uzbudljiva i fundamentalna otkrića, od kojih sam neka pokušala da predstavim u ovoj knjizi. Polako, počinjemo da sagledavamo tip pitanja koja moramo da postavljamo i počinjemo da stičemo ideju o tipu odgovora koji bi trebalo da očekujemo. Videli smo zaprepašćujući napredak, čak i od sedamdesetih godina dvadesetog veka na ovamo, ali avantura, zapravo, tek počinje.

PREPORUKE ZA DALJE ČITANJE

Blakemore, C. B., and S. A. Greenfield. *Mindwaves: Thoughts on Intelligence, Identity and Consciousness* (Oxford: Basil Blackwell, 1987).

Bloom, F. E., and A. Lazerson. *Brain, Mind, and Behavior* (New York: W. H. Freeman and Co., 1988).

Churchland, P. S., and T. J. Sejnowski. *The Computational Brain* (Cambridge: MIT Press, 1992).

Corsi, P. (ed.) *The Enchanted Loom* (Oxford: Oxford University Press, 1991).

Crick, F. *The Astonishing Hypothesis: The Scientific Search for the Soul* (New York: Macmillian Publishing Co., 1994).

Goldstein, A. *Addiction: From Biology to Drug Policy* (New York: W. H. Freeman and Co., 1994).

Greenfield, S. A. *Journey to the Centers of the Mind: Toward a Science of Consciousness* (New York: W. H. Freeman & Co., 1995).

Kolb, B., and I. Q. Whishaw. *Fundamentals of Human Psychology*, 3-rd ed. (New York: W. H. Freeman and Co., 1990).

Levitan, I. B., and L. K. Kazmarek. *The Neuron: Cell and Molecular Biology* (New York: Oxford University Press, 1991).

Oswald, S. *Principles of Cellular, Molecular, and Developmental Neuroscience* (New York: Springer-Verlag, 1989).

Pinel, J. P. J. *Biopsychology*, 2nd ed. (Boston: Allyn and Bacon, 1993).

Rose, S. The Making of Memory: *From Molecules to Mind* (London: Bantam Press, 1992).

Scott, A. *Stairway to the Mind* (New York: Springer-Verlag, 1995).

Shepherd, G. S. *Neurobiology* (Oxford: Oxford University Press, 1983).

Smith, J. *Senses and Sensibilities* (New York: John Willey and Sons, Inc., 1989).

Zeki, S. A. *Vision of the Brain* (Oxford: Blackwell Scientific, 1993).

Suzan Grinfild • VODIČ KROZ LJUDSKI MOZAK • Izdavačko preduzeće RAD
Beograd, Dečanska 12 • Za izdavača SIMON SIMONOVIĆ • Lektor i korektor
MIROSLAVA STOJKOVIĆ • Štampa Elvod-print, Lazarevac

CIP – Каталогизација у публикацији
Народна библиотека Србије

612.82(02.062)

ГРИНФИЛД, Сузан

    Vodič kroz ljudski mozak / Suzan Grinfild ; s engleskog prevela Ivana Gađanski. –
Beograd : Rad, 2007 (Lazarevac : Elvod-print). – 188 str. ; 24 cm. – (Biblioteka XXI vek ; knj.
5)

Prevod dela: The Human Brain / Susan Greenfield. – Preporuke za dalje čitanje: str. 185.

ISBN 978-86-09-00977-8

a) Мозак – Физиологија (популарна наука)

COBISS.SR-ID 143974668

www.ingramcontent.com/pod-product-compliance
Lightning Source LLC
Chambersburg PA
CBHW060543210326
41519CB00014B/3329